COMPREENDA SUA DOR NAS COSTAS

C134c   Cailliet, Rene
        Compreenda sua dor nas costas: um guia para preven-
ção, tratamento e alívio / Rene Cailliet; trad. Luiz Settineri.
– Porto Alegre : Artmed, 2002.

        1. Costas – Dor – Esporte – Reabilitação. I. Título.

CDU 611.73:616-009.7

Catalogação na publicação: Mônica Ballejo Canto – CRB 10/1023
ISBN 85-7307-898-7

COMPREENDA SUA DOR NAS COSTAS

Um guia para prevenção, tratamento e alívio

RENE CAILLIET, MD

Director of Rehabilitation Services
Santa Monica Hospital Medical Center
Santa Monica, California and
Professor and Chairman (Retired)
Department of Rehabilitative
Medicine University of Southern California School of Medicine
Los Angeles, California

Tradução:
Luiz Irineu Cibils Settineri
Médico-especialista em Medicina Desportiva
Livre-docente em Cinesiologia, Doutor em Ciências

Consultoria, supervisão e revisão técnica desta edição:
Sérgio Zylbersztejn
Professor assistente da Disciplina de Ortopedia e Traumatologia
da Fundação Faculdade Federal de Ciências Médicas de Porto Alegre
Mestre em Ortopedia e Traumatologia pela Faculdade
de Medicina da Universidade de São Paulo
Especialista em Metodologia do Ensino Superior pela
Universidade Federal do Rio Grande do Sul

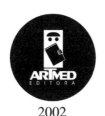

2002

Obra originalmente publicada sob o título
Understand your backache: a guide to prevention, treatment and relief
© F.A. Davis Company, 1984
ISBN 0-8036-1647-3

Capa:
Mário Röhnelt

Ilustrações:
Rene Cailliet

Preparação do original:
Maria Rita Quintella

Leitura final:
Flávia Pellanda

Supervisão editorial:
Letícia Bispo de Lima, Cláudia Bittencourt

Editoração eletrônica:
Formato Artes Gráficas

Reservados todos os direitos de publicação, em língua portuguesa, à
ARTMED® EDITORA S.A.
Av. Jerônimo de Ornelas, 670 – Santana
90040-340 Porto Alegre RS
Fones (51) 3330-3444 Fax (51) 3330-2378

Av. Rebouças, 1073 – Jardins
05401-150 São Paulo SP
Fone (11) 3083-7270 / 3085-4762 / 3085-5368 / 3062-9544

SAC 0800-703-3444

IMPRESSO NO BRASIL
PRINTED IN BRAZIL

PREFÁCIO

Nesta obra, o leitor terá informações sobre *como* funciona a coluna lombar, *onde** pode ocorrer dor e de *que modo* movimentos ou posições incorretas da coluna podem irritar os tecidos e provocar dor. Discute-se o diagnóstico com base na observação de movimentos ou posições incorretas e na compreensão dos tecidos envolvidos, bem como o tratamento da dor lombar aguda e recorrente e da dor crônica, explicando-se *por que* se utiliza determinado tratamento e qual a sua finalidade.

Os termos utilizados freqüentemente pelos médicos e fisioterapeutas, inclusive em publicações, são esclarecidos e simplificados para que a pessoa que está com dor na região lombar não tenha dificuldade em compreendê-los.

Acompanham o texto e as ilustrações dois "personagens": os *operários* são nossos amigos e auxiliares e indicam os tecidos e funções normais, enquanto os *diabinhos* mostram o local, a causa e a razão da dor. Considerando o valor explicativo das imagens, ou seja, que muitas vezes uma figura diz-nos mais do que a palavra impressa, espero que esta apresentação, apoiada totalmente pelos desenhos, ajude o paciente a compreender a sua dor lombar.

Rene Cailliet, M.D.

---

* N. do T. Relaciona-se as diferentes estruturas anatômicas (tecidos) que compõem a coluna vertebral: disco intervertebral, ligamentos, vértebras, raízes nervosas e músculos.

Sumário

INTRODUÇÃO 15

CAPÍTULO 1
O QUE É A DOR LOMBAR? 17
    O que é a dor lombar mecânica? 17
    Como funciona a coluna vertebral? 18
    Direção do movimento da coluna lombar 31
    Controle das curvaturas da coluna vertebral 33
    Como se inclina normalmente a coluna vertebral? 38
    Recordação: controle mental da inclinação 43
    Volta à posição ereta a partir da posição inclinada: levantamento ... 46

CAPÍTULO 2
LOCAIS DE DOR LOMBAR 49
    Locais de dor no tecido da unidade funcional 49
    Raízes do nervo ciático: local de dor lombar e do membro inferior ... 50
    O que é raiz nervosa? 51
    A dura: a bainha de cada raiz 52
    A janela da unidade funcional: o forame 53
    As articulações facetárias da coluna vertebral 55
    Os músculos da região dorso-lombar 55
    Ligamento longitudinal póstero-superior 56

CAPÍTULO 3
DOR LOMBAR DECORRENTE DE MÁ POSTURA 57
    Postura incorreta que provoca dor nas costas 57

CAPÍTULO 4
DOR LOMBAR DECORRENTE DE INCLINAÇÃO E
LEVANTAMENTO INADEQUADOS 65
    O indivíduo descondicionado 65
    Dor na região lombar devido à posição ereta: o modo errado de manter-se reto ... 67
    Dor decorrente do balanço da coluna ao levantar um peso 70

8 / Sumário

CAPÍTULO 5
DOR LOMBAR DEVIDO A ATIVIDADES POUCO FREQÜENTES 73
A pessoa tensa 73
O que é inflamação? 74
Espasmo: ele é protetor? 75
O espasmo provoca dor? 75

CAPÍTULO 6
DOR LOMBAR COM DOR NOS MEMBROS INFERIORES:
RUPTURA DE DISCO 77
Ciática 78
O que é dor radicular? 78
Dermátomos: o mapa cutâneo dos nervos 79
Mecanismo da dor 79
Raízes do nervo ciático 80
Pressão no nervo 82
Reflexos: movimentos abruptos e profundos do tendão 83
Teste de Lasegue: teste de elevação da perna reta (TEPR) 84
Espasmo na região lombar associado à ciática 85
Escoliose antálgica devido à ciática 86
Radiculite do nervo femoral 87
Escoliose aguda decorrente de pressão da raiz nervosa 87

CAPÍTULO 7
O EXAME MÉDICO 89
O que é importante? 89
Como a dor começou? 89
Descreva a dor 90
Onde é a dor? 91
Quando ocorre a dor? 91
Que tratamento foi tentado? 91
Observação 92
Exame específico 93
Exame neurológico 96

CAPÍTULO 8
TESTES ESPECIAIS 99
Quando, por que e quais? 99
Osteoporose 100
Raios X especiais 100
Medicina nuclear 102
Termografia 102
Eletromiografia: EMG 102
EMG: velocidade de condução nervosa 104

CAPÍTULO 9

TRATAMENTO 105
    Dor aguda 105
    Dor lombar recorrente 105
    Dor lombar crônica 106
    Dor lombar aguda 106
    Passando da posição deitada para a sentada e de pé 110
    Exercício: quando e por quê? 110
    Que tipo de exercícios? 111
    Qual é o objetivo do exercício? 112
    Como os exercícios aumentam a flexibilidade? 112
    Em suma: alongamento na região lombar 113
    Alongamento rotatório 113
    Exercício de inclinação da pelve 116
    Exercício de inclinação da pelve em posição de pé 116
    A necessidade de músculos abdominais fortes 116
    Exercícios abdominais 118
    Exercícios abdominais isotônicos 119
    Exercício abdominal isométrico 119
    Exercícios abdominais isométricos invertidos 119
    Onde estão os braços? 119
    Exercícios com o músculo abdominal oblíquo 120
    Resumo dos exercícios 121
    Quais exercícios abdominais não fazer? 121
    Exercícios de extensão 123
    Tratamento estendento a região lombar 125
    Exercícios de flexão lateral 126
    Tração: quando, como e por quê? 127
    O colete é indicado? Quando? De que tipo? 130
    O que faz a manipulação? 132
    Caminhar: bom ou mau? 135
    Correr ou fazer *jogging* é bom para as costas? 135
    Dor lombar recorrente 136
    A maneira errada de se inclinar e de levantar 136
    Usando os músculos fortalecidos 136
    Reextensão até a posição ereta 137
    A coluna vertebral balanceia na inclinação e na reextensão? ... 138
    Causa mais freqüente de lesão da região lombar 139
    Levantamento correto 140
    Hábito 141
    Quando se considera crônica a dor lombar? 141
    Conclusão 141

CAPÍTULO 10

CIRURGIA 143
    Indicações 143
    Cirurgia para aliviar a dor? 143
    Cirurgia: por quem? 144
    Laminectomia ou laminotomia? 144
    Artrodese da coluna vertebral 146
    Quimiopapaína 146
    Fracasso da cirurgia lombar 147

CAPÍTULO 11

CAUSAS ESPECIAIS DE DOR LOMBAR 149
    Espondilólise e espondilolistese 149
    Câncer 151
    Artrite 151
    Artrite reumatóide 152
    Artrite degenerativa: osteoartrite *versus* osteoartrose 152

CAPÍTULO 12

ASPECTOS PSICOLÓGICOS DA DOR LOMBAR 157
    Ganhos secundários 158
    Ganhos terciários 158
    Diagnóstico de abordagens psicológicas 159
    Desenhos de figuras 159
    PMMI: o que é? 159

CAPÍTULO 13

DOR LOMBAR CRÔNICA 163
    Quando a dor aguda torna-se crônica? 163
    Dificuldades no tratamento 164
    O que é modalidade em relação ao tratamento da dor ? 164
    TENS 164
    Biofeedback 165
    Imagens mentais 165
    Relaxamento progressivo 165
    Drogas 166
    Acupuntura 166
    Psicoterapia 166

EPÍLOGO 169

GLOSSÁRIO 173

ÍNDICE 177

ILUSTRAÇÕES

1.1 A coluna vertebral: curvaturas 18
1.2 A região lombar da coluna vertebral vista de lado 19
1.3 A coluna lombar vista por trás 20
1.4 Unidade funcional: duas vértebras adjacentes com um disco entre elas 21
1.5 Corpo vertebral 21
1.6 Vértebra vista de cima 22
1.7 Unidade funcional vista em um corte axial 23
1.8 Vista lateral da unidade funcional 24
1.9 O disco 25
1.10 Fibras anulares do disco 26
1.11 Fibras anulares do disco que permitem a inclinação, mas que se
rompem quando torcidas 26
1.12 Capacidade do disco de se comprimir ou inclinar-se, mas não de se torcer 27
1.13 Ação de bola de praia do núcleo do disco 28
1.14 Núcleo do disco 28
1.15 Ligamentos longitudinais da coluna vertebral 29
1.16 Pressão do disco tensiona os ligamentos 30
1.17 Facetas da unidade funcional 31
1.18 Direção do movimento da unidade funcional 32
1.19 Movimentos da coluna vertebral 32
1.20 Equilíbrio da coluna vertebral sobre a pelve 34
1.21 Coluna vertebral completa 35
1.22 Equilíbrio da coluna vertebral sobre o sacro 36
1.23 Quando o sacro altera seu ângulo, a coluna lombar curva-se de acordo 37
1.24 As terminações nervosas sensitivas dos músculos posteriores da
coluna vertebral 39
1.25 Músculos posteriores da coluna vertebral 40
1.26 Alongamento e encurtamento dos músculos posteriores da coluna vertebral .. 41
1.27 Alongamento dos músculos posteriores da coluna vertebral que permitem
movimentos de abertura na região posterior da unidade motora 42
1.28 Flexão da unidade motora quando a musculatura posterior da
coluna vertebral se alonga 42
1.29 A coluna lombar inclina-se para a frente aproximadamente 45 graus 43

1.30 A pelve rota em torno das articulações do quadril 44

1.31 Controle "mental" sobre os músculos lombares 46

2.1 Tecidos da unidade funcional que podem provocar dor quando irritados ... 50

2.2 Tecidos sensíveis da unidade funcional vistos de cima 51

2.3 Cauda eqüina vista de trás 52

2.4 Raiz nervosa 53

2.5 Envoltório da dura que envolve a raiz nervosa 54

2.6 Forame intervertebral 55

3.1 Aumento do ângulo lombossacro 58

3.2 Hiperlordose lombar devido a gestação ou salto alto 59

3.3 "Postura militar" pode causar dor lombar 59

3.4 Postura ereta prolongada com lordose excessiva 60

3.5 Posições incorretas de dormir 60

3.6 Postura incorrreta de sentar 61

3.7 Justificativa para dor lombar decorrente do aumento da lordose 62

3.8 A postura deprimida 63

4.1 Flexão e levantamento corretos 67

4.2 Flexão e levantamento incorretos 68

4.3 Distração que causa flexão e levantamento incorretos 69

4.4 Erro no cálculo do esforço do levantamento 69

4.5 Escoliose aguda 71

4.6 A inclinação incorreta e volta à postura ereta 72

5.1 Um espirro pode romper o equilíbrio da coluna 74

5.2 Falta de degrau 75

6.1 Ruptura do disco 78

6.2 Território do membro inferior inervado por uma raiz nervosa específica ... 79

6.3 Nervo ciático 80

6.4 Raízes do nervo ciático 81

6.5 Quinto nervo lombar 82

6.6 Reflexo tendinoso 84

6.7 O teste de elevação da perna reta (TEPR) 85

6.8 Padrão de limitação da flexibilidade e de dor na ruptura de disco 86

6.9 Teste do alongamento do nervo femoral 88

7.1 Motivo de "inclinação" para trás pode causar dor lombar e dor ciática no membro inferior 94

7.2 Teste de genuflexão 95

8.1 Mielograma lombar 101

8.2 Teste eletromiográfico para determinar qual o nervo que está lesado e o tipo de lesão 103

9.1 Fundamentos para o tratamento da dor lombar aguda 107
9.2 Aplicação de gelo na dor lombar aguda 109
9.3 Exercício de alongamento lombar 114
9.4 Alongamento rotatório do tronco 114
9.5 Exercício rotatório do tronco 115
9.6 Exercício de "inclinação" da pelve 117
9.7 O exercício de inclinação pélvica 118
9.8 Exercícios abdominais "isométricos reversos" 120
9.9 Exercício do músculo abdominal oblíquo 122
9.10 A elevação dos membros inferiores não é aconselhada 122
9.11 Exercício abdominal incorreto 123
9.12 Sentar-se com os membros inferiores estendidos 123
9.13 Lordose lombar dolorosa 124
9.14 Posição para relaxamento da região lombar 125
9.15 Arqueamento e flexão da região lombar 126
9.16 Músculos extensores que inclinam lateralmente a coluna 127
9.17 Ligamentos laterais da coluna vertebral 128
9.18 Exercício de inclinação lateral 128
9.19 Exercício de inclinação lateral 129
9.20 Tração pélvica 129
9.21 Tração pélvica de tipo hospitalar 130
9.22 Tração pela gravidade 131
9.23 Colete lombossacro 132
9.24 Manipulação rotatória 133
9.25 Caminhada: bom. *Jogging*: mau. Corrida: aceitável 135
9.26 Estágios no movimento de retorno à extensão da coluna vertebral 138
9.27 Elevação correta de objetos por um membro superior 139
9.28 "Princípio diagonal" de esfregar, aspirar e assim por diante 139
9.29 Aspectos incorretos de levantar objetos que podem lesar
a região lombar 140

10.1 Cirurgia do disco 144
10.2 Laminectomia e laminotomia 145
10.3 Nucleotomia por injeção de quimiopapaína 147

11.1 Espondilólise e espondilolistese 150
11.2 Formação de um "osteófito" 153
11.3 Algo mais sobre a formação de um "esporão artrítico" 154
11.4 Artrite degenerativa das articulações facetárias secundárias à
degeneração do disco 155

12.1 "Mapa sensorial" 160
12.2 Inventário Pessoal Multifásico de Minnesota (PMMI) 161

13.1 Acupuntura 167

Introdução

Milhões de pacientes sentem dor lombar, sendo gastos bilhões de dólares com seu tratamento e recomendados diversos testes para descobrir a causa de determinada dor lombar. São considerados eficazes muitos tratamentos feitos por diferentes médicos, terapeutas ou especialistas. São malcompreeendidos ou confundidos centenas de termos empregados por médicos e terapeutas.

Os pacientes são rotulados, classificados e muitas vezes confundidos, recomendando-se-lhes tratamentos sem explicações, enquanto outros são criticados. Os pacientes descrevem os sintomas que estão sentindo para médicos que não os escutam. Os médicos explicam, porém muitas vezes com termos vagos e pouco claros tanto para si mesmos como para os pacientes.

Deve haver resposta ou respostas. Mas, certamente, há muitas perguntas. Embora muitas informações sobre a dor lombar continuem desconhecidas, são compreendidos muitos de seus aspectos.

A pessoa que sofre de dor lombar deve saber do que está sofrendo: qual a sua origem, o que a provoca e por que se recomenda determinado tratamento.

Foram e ainda estão sendo escritos vários livros sobre a dor lombar. A maioria deles sofre a influência do treinamento ou da experiência pessoal do médico ou do terapeuta, apresentando, por isso, determinada opinião e abordagem. Os cirurgiões estão preparados para operar; por isso recomendam a cirurgia. Os ortopedistas afirmam que a coluna vertebral é constituída de ossos e articulações, devendo, por isso, ser operada por um cirurgião ortopédico. Os neurocirurgiões afirmam que há envolvimento de nervos na produção da dor, razão pela qual é o neurocirurgião quem deve fazer o diagnóstico e a cirurgia.

A base do diagnóstico e do tratamento são, freqüentemente, testes, mas é preciso lembrar que *quem sente a dor* é o paciente e é ele quem precisa ser tratado, e *não o teste*.

Cada teste tem seus defensores que acreditam ser ele "*o teste diagnóstico mais específico*". Os especialistas em eletromiografia elegem o EMG, enquanto os radiologistas preferem o diagnóstico pelo raio X. Os ortopedistas e neurocirurgiões discutem essas afirmativas dizendo que cabe a sua especialidade interpretar a radiografia e o esquadrinhamento pela tomografia computadorizada.

Os fisioterapeutas e os que recomendam os exercícios consideram seu valor, mas discordam quanto ao conceito e à abordagem de determinado exercício. A última controvérsia é se a região lombar deve ser fletida (inclinada para a frente) ou estendida (arqueada). Ambas as abordagens podem estar corretas, ou não, dependendo do problema específico do paciente. Enquanto a discussão fervilha, o paciente é deixado de lado.

Um tratamento recomendado deve ter uma explicação, uma razão. Este livro, com minha opinião pessoal, baseia-se no fato de que a coluna vertebral suporta o indivíduo como uma base anatômica funcional pura. A "linha básica" deve ser a anatomia funcional. Qualquer parte da pessoa deve funcionar adequadamente ou ser considerada *doente ou deficiente*. Doença implica desconforto ou dor. Deficiência significa mau funcionamento.

Como acontece com qualquer estrutura mecânica, é preciso compreender como funciona normalmente, da mesma forma que é necessário estudar e compreender uma máquina malfuncionante, sendo seu tratamento a correção do mau funcionamento. Para que se possa corrigi-la é preciso localizar especificamente a parte danificada, usada em demasia ou incorretamente. Por que não aplicar este princípio, se ele se aplica às máquinas e ao seu funcionamento e se se considera a coluna vertebral humana como uma máquina anatômica funcional?

Aplica-se.

A primeira parte deste livro trabalha com a anatomia funcional: como a coluna vertebral é construída e como ela funciona normalmente. Descreve quais os tecidos que podem provocar dor quando usados erroneamente ou quando estão lesados, *como* eles são lesados ou usados erroneamente e que sintomas e achados levam ao diagnóstico. Os termos são esclarecidos e as condições discutidas. A culpa é colocada em seu lugar. Os rótulos são esclarecidos ou corrigidos. São explicadas as decisões recomendadas por médicos, cirurgiões e terapeutas. Finalmente, quem deve tomar a decisão e fazer os esforços é o paciente. A dor e a deficiência lombar do paciente são a baliza e a preocupação.

"Oh, minha dor nas costas" não deve ser a queixa do paciente que é lesado na indústria, do empregado cansado, da dona de casa ou do médico frustrados. "Oh, minha dor nas costas" é um desafio que freqüentemente pode ser respondido e auxiliado.

Leia.

CAPÍTULO 1

O que é a dor lombar

Oitenta por cento dos humanos sente dor lombar em algum momento da vida. Esta afirmativa – extrapolada de estatísticas industriais, registros médicos e valores de seguros – provavelmente não reflete um número maior de pessoas que sente dor nas costas que não as impede de trabalhar ou realizar as atividades do cotidiano, tornando dolorosas suas atividades diárias.

A dor lombar é uma aflição comum, cuja causa específica e tratamento preciso ainda frustram a profissão médica.

Há outras doenças do corpo que podem e devem causar dor lombar. Estas condições incluem doenças renais, gástricas, pancreáticas e intestinais, doenças malignas e várias outras enfermidades ósseas, metabólicas e sistêmicas. Esses distúrbios devem ser sempre considerados pelo médico se a dor lombar for diferente, associada a outros sintomas, estranhamente persistente, ou ainda se não responder aos tratamentos-padrão recomendados.

Essas causas de dor lombar são mencionadas em todo este livro, mas a principal preocupação está voltada para a dor lombar mecânica, que é a causa mais freqüente de deficiência lombar.

O QUE É A DOR LOMBAR MECÂNICA?

A coluna vertebral é uma estrutura mecânica que sustenta o indivíduo durante toda a sua vida, desafiando a gravidade ou, pelo menos, estando em equilíbrio com ela, permitindo que o ser humano fique de pé e sente-se, incline-se, abaixe-se, fique de cócoras, balanceie, volte-se e, além disso, funcione durante as atividades da vida diária.

É preciso compreender a função normal da coluna vertebral para entender a função anormal, que pode causar dor e incapacitação.

Em algum local dos tecidos da coluna lombar há um ponto ou uma parte que está sendo ou foi irritada, estressada, ofendida, lesada, utilizada de forma inadequada, deteriorada ou, até mesmo, doente. A dor pode ter origem nesta lesão dos tecidos. Pode-se avaliar, compreender e reduzir a dor, se for possível esclarecer sua localização.

COMO FUNCIONA A COLUNA VERTEBRAL?

A coluna vertebral é essencialmente uma coluna composta de uma *unidade funcional** sobre outra. Essas unidades funcionais colocadas umas sobre as outras e equilibradas sobre o sacro mantêm a coluna ereta e em bom equilíbrio contra a gravidade (Fig. 1.1).

A coluna lombar contém cinco vértebras e forma uma curva normal** na posição ereta, chamada de lordose. Esta lordose é também chamada freqüentemente de curvatura da região lombar (Fig. 1.2). Entre as vértebras estão os discos e atrás deles emergem os nervos que descem para os membros inferiores.

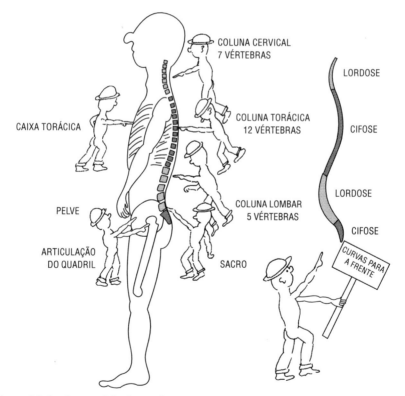

Figura 1.1 A coluna vertebral: curvaturas.

---

* Unidade funcional = unidade motora.
** Normal = fisiológica.

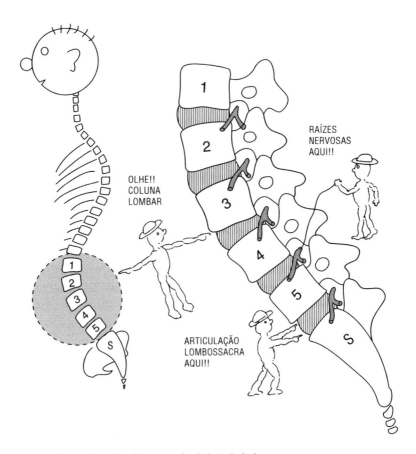

Figura 1.2 A região lombar da coluna vertebral vista de lado.

A coluna lombar vista por trás (Fig. 1.3) revela as cinco vértebras lombares equilibradas sobre o sacro, que está situado entre os dois ossos largos da pelve chamados de *ilíacos*. Um dos ossos ilíacos liga-se ao sacro pela *articulação sacroilíaca*. Os dois ossos ilíacos contêm encaixes nos quais se adaptam as articulações do quadril. Essas articulações de bola-e-encaixe permitem o movimento dos ilíacos e, portanto, da pelve e da coluna lombar.

O sacro é um osso entre os dois ossos pélvicos (ilíacos) (ver Fig. 1.3), que continua para baixo, formando o osso da cauda (o cóccix). O cóccix é formado por vários ossos pequenos semelhantes a uma cauda.

A coluna lombar, com suas vértebras e discos, equilibra-se sobre o sacro. As vértebras formam a coluna torácica sobre a primeira vértebra lombar.

A unidade funcional é o bloco de construção da coluna vertebral e, portanto, deve ser discutida em pormenor. Assim, toda a coluna vertebral, na qual todas as unidades funcionais são dispostas umas sobre as outras, será discutida em pormenor (ver Fig. 1.2).

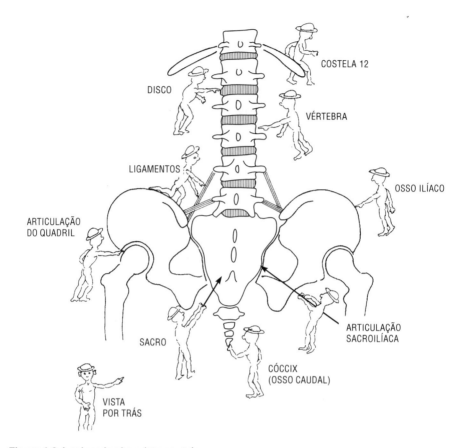

Figura 1.3 A coluna lombar vista por trás.

O que é a unidade funcional?

A unidade funcional (Fig. 1.4) é composta por dois corpos vertebrais separados pelo disco intervertebral. Esta parte da unidade é a que suporta o peso da coluna vertebral, do corpo e permite a inclinação e um pouco de rotação e balanceio, como na inclinação para a frente, no arqueamento para trás, na rotação para balanceio, na inclinação para sentar-se e no arqueamento para a frente ao recostar-se, levantar-se e tracionar.

Cada unidade funcional trabalha independente *e* coletivamente dentro da coluna vertebral. Portanto, é interessante e importante que cada unidade funcional seja compreendida para o esclarecimento de todo o conjunto.

A unidade funcional contém tecido sensível que, quando irritado, lesado, estressado ou doente faz com que o paciente sinta dor. A unidade funcional deve ser estudada e compreendida em sua função diária, para explicar totalmente a causa da dor e indicar os tecidos nos quais ela pode ocorrer.

Os corpos vertebrais (Fig. 1.5) são ossos com a parte externa dura, conhecida como cortical, e a medula óssea (também denominada de osso esponjoso) como nos outros ossos do corpo. A medula contém vasos sangüíneos, como artérias e veias, nervos, tecido adiposo e água. Em cada extremidade da vértebra, a de cima e a debaixo, há uma camada de cartilagem em forma de anel (também denominada de placa cartilaginosa). As duas extremidades dos ossos que se opõem são revestidas por cartilagem, formando uma articulação.

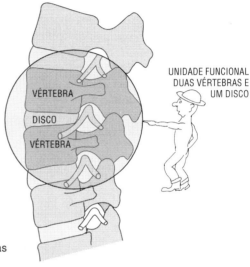

Figura 1.4 Unidade funcional: duas vértebras adjacentes com um disco entre elas.

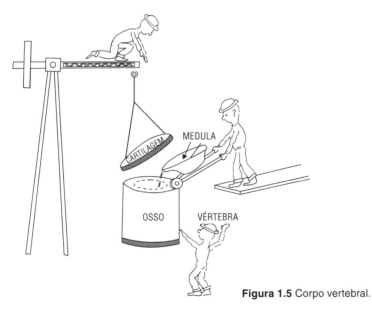

Figura 1.5 Corpo vertebral.

Atrás dos corpos vertebrais, há uma extensão óssea posterior (para trás) que contém duas outras articulações. Essa extensão óssea também forma um canal que contém os nervos da medula espinhal.

Quando vistos de cima (Fig. 1.6), pode-se visualizar o corpo vertebral e todos os componentes dessa estrutura óssea. Essas estruturas são chamadas de pedículos, lâmina (lembre deste termo mais tarde quando se discutir a cirurgia das costas) e duas articulações posteriores: as facetas. Desse arco ósseo em torno do canal, o processo transverso faz saliência para os lados e a espinha superior e posterior para trás. Os músculos e ligamentos da coluna vertebral ligam-se a esses processos entre quaisquer duas vértebras da unidade funcional, o que será abordado detalhadamente mais adiante.

Todos os componentes da unidade funcional vistos de cima para baixo são mostrados na Figura 1.7. Na Figura 1.8 é mostrado um aspecto lateral das estruturas. É evidente pelas indicações "frente" e "costas" das figuras 1.7 e 1.8, que a unidade funcional está sendo observada pelo lado esquerdo. Na frente localizam-se os corpos vertebrais, dos quais dois estão adaptados um sobre o outro, com os discos entre eles. São indicados, atrás dos corpos vertebrais, os pedículos e os processos transversos que formam e se curvam ao redor formando o canal espinhal (ver Fig. 1.7).

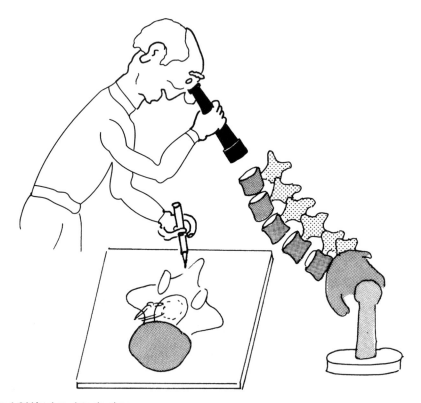

Figura 1.6 Vértebra vista de cima.

Os músculos do dorso (músculos eretores) inserem-se nos processos transversos. As facetas superior e inferior formam as articulações atrás dos corpos vertebrais. As vértebras, uma sobre a outra, formam uma abertura conhecida como *forame intervertebral*, o que será mostrado em uma figura posterior.

A parte da frente e a de trás da coluna vertebral são demarcadas claramente na Figura 1.8, e todos os assistentes apontam para as partes contidas na unidade funcional: os corpos vertebrais, os pedículos, os processos transversos nos quais se inserem os músculos, as facetas articulares e as espinhas póstero-superiores. As articulações são conhecidas como facetas. Os ligamentos se inserem na espinha posterior e no disco intervertebral situado entre as vértebras (ver Fig. 1.6).

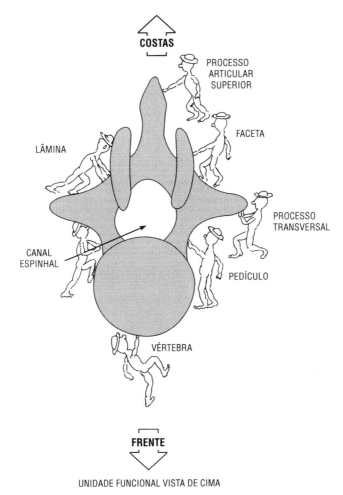

Figura 1.7 Unidade funcional vista em um corte axial.

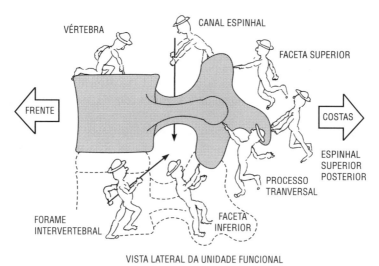

Figura 1.8 Vista lateral da unidade funcional. Uma vértebra e as estruturas posteriores são mostradas na parte escura do desenho. A vértebra adjacente da unidade funcional é mostrada em linha pontilhada.

O disco intervertebral

As duas vértebras de cada unidade funcional são separadas por um disco intervertebral. Cada par de vértebras da coluna vertebral é separada por um disco. Embora existam mais do que 30 discos em toda a coluna vertebral (ver Figs. 1.1, 1.2 e 1.3), os que causam preocupação na região lombar são os cinco discos da coluna lombar.

O que é um disco?

Disco é um sistema hidráulico que mantém as vértebras afastadas. Ele age como uma almofada que impede qualquer balanceio ou pressão, permitindo que a unidade funcional mova-se em flexão para a frente e em extensão para trás e para os lados (flexão lateral).

O disco (Fig. 1.9) é constituído de duas partes separadas: uma camada externa chamada de anel fibroso e uma central, chamada de núcleo. O disco, tanto o anel quanto o núcleo, contém 88% de água. Esta água é mantida em solução dentro de uma substância gelatinosa, chamada matriz.

Em toda essa matriz de água gelatinosa há várias fibras que envolvem o anel, reforçando o disco. Essas fibras se inserem ao redor da margem das placas terminais de cartilagem, entrecruzando-se em ângulo, indo se inserir nas placas terminais opostas, como é mostrado na Figura 1.10. Como existem muitas camadas de fibras anulares, elas formam um reforço muito forte, que mantém juntas as vértebras envolvendo, no centro, todo o núcleo.

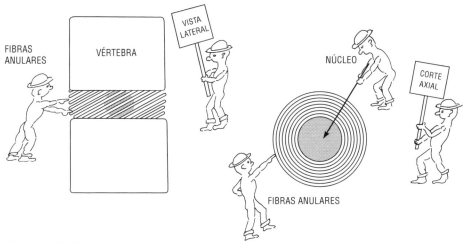

Figura 1.9 O disco.

As fibras anulares estão dispostas em camadas, mais ou menos como se observa em uma fatia de cebola. Elas envolvem e incluem a parte central, o âmago do disco, conhecido como núcleo. Quando observadas como uma fatia de cebola, mas lateralmente, essas fibras estão dispostas de tal modo que a primeira camada de fibras vai em direção oblíqua de uma vértebra para outra (ver Fig. 1.10). A camada de fibra seguinte vai de uma vértebra à outra em direção oposta, fazendo com que essas fibras se cruzem e se entrelacem. Cada camada de fibras dirige-se em direção oposta. Esse arranjo fortifica o anel do disco, permitindo que a vértebra mova-se em qualquer direção.

As fibras do anel podem-se alongar um pouco; portanto, quando as vértebras são comprimidas juntas, as fibras se alongam, mas não se rompem. Quando as vértebras inclinam-se uma para a outra, as fibras podem se estender o suficiente para permitir a inclinação, mas não a ruptura (Fig. 1.11). Quando as fibras se torcem, como se pode imaginar ao desatarraxar a tampa de um frasco, as fibras se esticam mais do que é possível e então se rompem (Fig. 1.12). As fibras externas rompem-se primeiro e mais completamente do que as das camadas mais perto do centro do núcleo.

As fibras anulares são formadas por um tecido chamado de colágeno, o qual é encontrado em todo o corpo, sendo denominado de tecido conjuntivo. Ele é assim chamado porque *une* todos os órgãos e tecidos do corpo. O tecido conjuntivo sustenta órgãos como os pulmões, o estômago, o fígado, o baço e o intestino. É também encontrado na pele, nos tecidos que envolvem as articulações e nos discos intervertebrais da coluna vertebral.

Quando as fibras de colágeno são observadas com um microscópio poderoso, elas parecem molas. Essas molas, ou fibras de colágeno, podem se estender em todo o seu comprimento. Se essas molas forem estendidas além de seu ponto de estiramento, elas se rompem, não podendo mais se encolher. Havendo rompimento suficiente de fibras do disco anular, o núcleo, que está contido no centro do anel e sob pressão, não mais é mantido no envoltório de fibras de colágeno. Elas começam a sair de sua posição central.

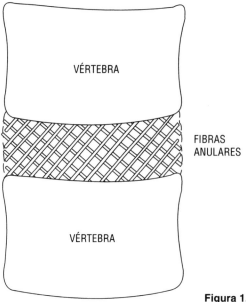

Figura 1.10 Fibras anulares do disco.

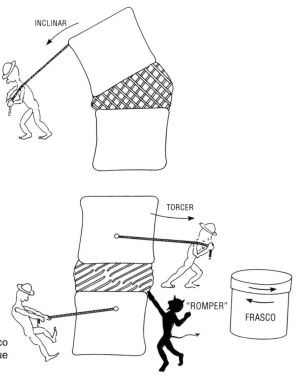

Figura 1.11 Fibras anulares do disco que permitem a inclinação, mas que se rompem quando torcidas.

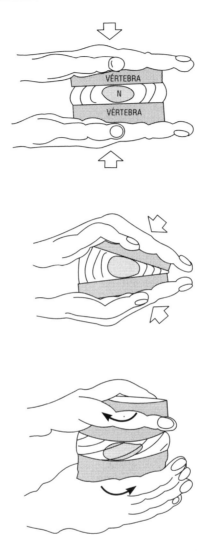

Figura 1.12 Capacidade do disco de se comprimir ou inclinar-se, mas não de se torcer.

O núcleo, conhecido como núcleo pulposo, está no centro do disco. Como o restante do disco, é constituído principalmente de água, contida dentro de uma massa gelatinosa. Ele é contido firmemente dentro do invólucro do anel e centrado entre as placas terminais das duas vértebras (ver Figs. 1.9 e 1.10). O núcleo está sobre pressão, o que mantém as vértebras separadas. Ele age como uma bola de praia inflada na qual alguém senta-se (Fig. 1.13). Quando a pressão é aplicada ao núcleo, este se deforma, só voltando à forma original quando a pressão é liberada. Assim, o disco é um sistema hidráulico, na verdadeira acepção da palavra.

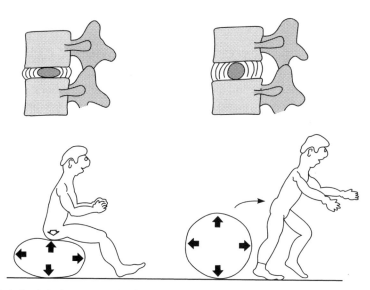

Figura 1.13 Ação de bola de praia do núcleo do disco.

O núcleo permite que a coluna incline-se para a frente e para trás, voltando sempre à posição original ereta quando relaxada. Como há um disco entre cada uma das mais de 30 vértebras da coluna vertebral, é evidente por que toda a coluna vertebral pode suportar todo o peso corporal, absorver os vários choques diários aplicados a ela e permitir que a coluna vertebral se incline, ao se acocorar e ainda volte à posição ereta. A coluna vertebral aceita o choque de sustentação do peso e a inclinação porque o núcleo normalmente se deforma e o anel normalmente é elástico (Fig. 1.14).

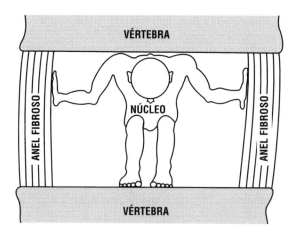

Figura 1.14 Núcleo do disco: Hércules da coluna vertebral.

Ligamentos longitudinais

Para manter juntas as unidades funcionais existem ligamentos longitudinais que se dirigem para cima e para baixo em toda a extensão da coluna vertebral. O ligamento da parte da frente da coluna vertebral é chamado de longitudinal anterior e o que desce da parte posterior dos corpos vertebrais é chamado de longitudinal posterior.

Tais ligamentos inserem-se nas vértebras como se fossem uma tira de esparadrapo aplicada a dois blocos de um edifício dispostos um sobre o outro (Fig. 1.15), limitando a quantidade de inclinação de dois corpos vertebrais adjacentes, porque restes ligamentos não se alongam muito. Eles se estendem até certo grau e depois se rompem, ou se desprendem dos corpos vertebrais, caso forem mais estendidos sobre a coluna vertebral.

Em sua passagem de uma vértebra para outra, os ligamentos longitudinais envolvem o disco e formam a camada externa do disco intervertebral.

A pressão no interior do núcleo mantém as vértebras afastadas. Como a pressão do núcleo também se dirige para fora, ela faz com que as fibras dos ligamentos longitudinais (Fig. 1.16) fiquem mais tensas, conseqüentemente, a coluna vertebral fica estável. Se a pressão dentro do núcleo diminuir, as vértebras ficarão mais próximas e os ligamentos mais frouxos. Esta aproximação das vértebras é o que ocorre quando os discos perdem um pouco de água decorrente de envelhecimento, doença ou lesão.

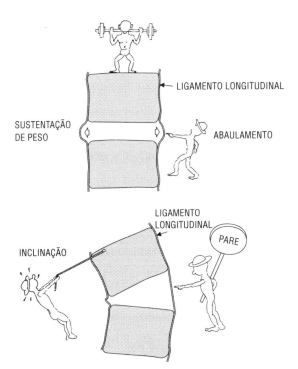

Figura 1.15 Ligamentos longitudinais da coluna vertebral.

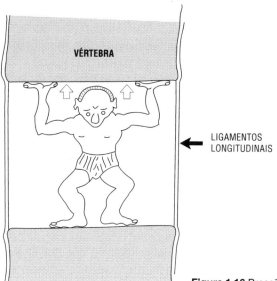

Figura 1.16 Pressão do disco tensiona os ligamentos.

Os ligamentos longitudinais contêm nervos que transportam a sensação de dor; portanto, pode ocorrer dor se eles forem irritados ou lesados.

Canal neural

Atrás dos corpos vertebrais da unidade funcional há ossos que formam um canal (ver Figs. 1.7 e 1.8). Dentro deste canal ósseo (um tubo ósseo que passa por toda a coluna vertebral da cabeça ao cóccix) estão contidos todos os nervos da medula espinhal. A medula espinhal, à medida que se aproxima da parte inferior da coluna vertebral, forma nervos separados, chamados adequadamente de cauda eqüina, expressão de origem latina. Cada nervo desta cauda passa por janelas laterais da unidade funcional para os quadris, membros inferiores, tornozelos, pés e artelhos. A cauda eqüina e as raízes nervosas serão discutidas completamente no Capítulo 2.

Este canal ósseo, observado de cima para baixo (ver Figura 1.8), tem protusões que se estendendem de ambos os lados do corpo vertebral, conhecidas como pedículos. Os pedículos continuam para trás desde os corpos vertebrais e a meio caminho ao redor do canal, enviando uma protrusão óssea para cada lado, conhecida como processo transverso. Esses processos transversos projetam-se para ambos os lados, sendo o ponto de inserção dos músculos do dorso, os quais serão discutidos pormenorizadamente neste volume.

Continuando, desde os processos transversos, os ossos alargam-se formando lâminas. A partir da lâmina, estendendo-se para cima e para baixo, encontram-se articulações revestidas de cartilagem chamadas de facetas (ver Figs. 1.17 e 1.18).

DIREÇÃO DO MOVIMENTO DA COLUNA LOMBAR

As facetas: O que são? O que fazem?

As facetas são interessantes, pois são articulações situadas frente a frente com outras, que deslizam umas sobre as outras e inclinam-se para a frente e para trás. Em virtude de as superfícies achatadas, que deslizam umas sobre as outras no plano frontal (Fig. 1.17), elas impedem que a coluna vertebral rote (balançando ou rodando), para a esquerda ou para a direita em algum grau significativo. Por seu alinhamento, também impedem que a coluna vertebral incline-se para os lados (Fig. 1.18). Tais facetas, encontradas apenas na coluna lombar, permitem que esta se incline para a frente e para trás, mas impedem ou limitam a inclinação ou balanceio laterais. A coluna lombar só pode, essencialmente, fletir-se ou se estender, isto é, inclinar-se para a frente ou para trás, mas só pode se inclinar ou balançar muito pouco para a esquerda ou para a direita (Fig. 1.19).

Processo espinhoso

Vindos posteriormente do canal neural, os ossos da lâmina e as paredes laterais do canal vertebral se unem na linha média formando uma saliência posterior. Esta protrusão é conhecida como processo espinhoso (ver Figs. 1.7 e 1.8).

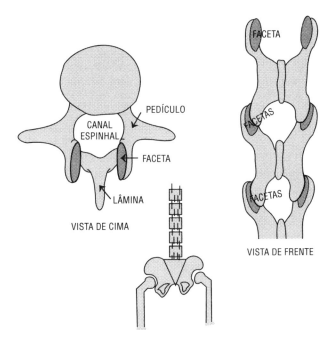

Figura 1.17 Facetas da unidade funcional.

32 / Rene Cailliet

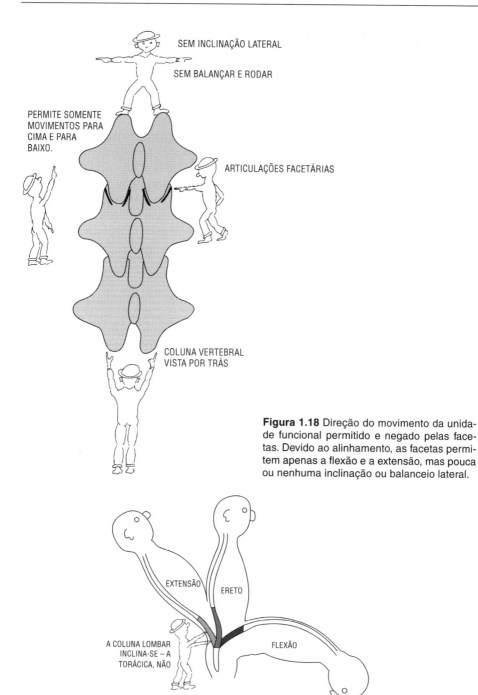

Figura 1.18 Direção do movimento da unidade funcional permitido e negado pelas facetas. Devido ao alinhamento, as facetas permitem apenas a flexão e a extensão, mas pouca ou nenhuma inclinação ou balanceio lateral.

Figura 1.19 Movimentos da coluna vertebral: ocorrem *apenas* na coluna lombar.

Ligamento supra-espinal

Os ligamentos inserem-se nos processos espinhosos de uma vértebra e da seguinte. Tais ligamentos são conhecidos como ligamentos supra-espinhais desempenhando um papel muito importante, pois quando a coluna vertebral inclina-se para a frente, os processos espinhosos precisam se separar, só se estendendo no espaço que liga os dois processos espinhosos (ver Fig. 1.12).

Quando a unidade funcional é vista de lado, com a coluna vertebral se inclinando, as vértebras deslizam umas sobre as outras ao redor do núcleo. Os pedículos afastam-se, as articulaçoes facetárias se abrem enquanto deslizam umas sobre as outras e os processos espinhosos separam-se, até que os ligamentos intervenham, impedindo uma maior flexão.

Quando a coluna vertebral volta à posição ereta, arqueando, assim, a parte posterior para recuperar a lordose, ocorre o oposto. O ligamento posterior afrouxa-se. Os pedículos, as articulações facetárias e os processos espinhosos póstero-superiores se reaproximam uns dos outros. Tudo isto será esclarecido quando se examinar a coluna lombar.

A coluna vertebral

Como já foi dito, a coluna vertebral consiste de uma unidade funcional sobre a outra desde o sacro, finalmente suportando, na parte superior, a cabeça (ver Fig. 1.1). A coluna vertebral não é uma estrutura reta, mas com várias curvas (ver Fig. 1.1). A parte inferior curva-se, formando a inclinação da região lombar. Do ponto de vista médico, isto é chamado de lordose lombar. Esta curvatura se dá por meio de cinco vértebras, as vértebras lombares. Para conservar o alinhamento do centro de gravidade, a coluna vertebral acima da lordose lombar curva-se em sentido contrário, formando uma curva oposta da coluna torácica, denominada cifose dorsal que possui 12 vértebras.

O pescoço está situado na parte superior da coluna torácica; é a coluna cervical. As sete vértebras da coluna cervical formam uma curva diferente daquela da coluna torácica, semelhante à curvatura da coluna lombar: uma lordose cervical. A cabeça equilibra-se na parte superior da coluna vertebral.

É evidente que a coluna vertebral está equilibrada precariamente sobre o sacro (Fig. 1.20), que se situa entre dois ossos largos que formam a pelve, cujas metades da pelve, são conhecidas como ossos ilíacos. As articulações dos quadris (Fig. 1.21), uma à esquerda e outra à direita, adaptam-se aos ossos ilíacos por meio de soquetes de bola e encaixe. As articulações deste tipo permitem que o quadril incline-se, balanceie, gire e se estenda. Simultaneamente, permitem que a pelve rote sobre as articulações de tipo bola e soquete de cada lado. A pelve rota essencialmente sobre a articulação do quadril.

CONTROLE DAS CURVATURAS DA COLUNA VERTEBRAL

Como o sacro está ligado firmemente ao osso ilíaco, suportando, por sua vez, toda a coluna vertebral equilibrada sobre ele, é evidente que, quando o sacro inclina-se, o mesmo ocorre com a coluna vertebral. Se o sacro inclinar-se para a frente, a coluna lombar adquire um ângulo diferente, devendo se curvar para trás, para manter o equilíbrio (Fig. 1.22). Quando a pelve inclina-se mais, a coluna lombar aumenta sua lordose, para recuperar o equilíbrio. Ao contrário, quando a pelve inclina-se em direção oposta, a coluna lombar adquire uma direção mais vertical: a lordose diminui (Fig. 1.23).

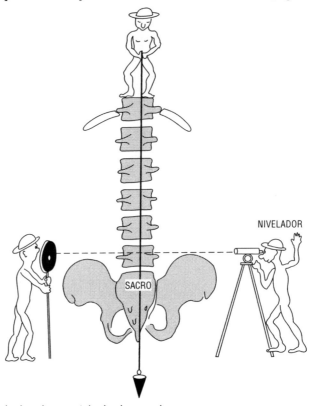

Figura 1.20 Equilíbrio da coluna vertebral sobre a pelve.

Ângulo lombossacro

É evidente que o grau de curvatura da coluna vertebral depende do ângulo do sacro, o qual é chamado de ângulo lombossacro (ver Fig. 1.22).

Postura

A posição e o movimento da pelve têm importantes funções, pois esta última mantém o corpo ereto, influindo na postura do indivíduo. Postura é a coluna vertebral ereta e imóvel.

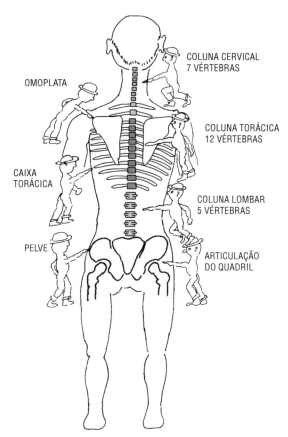

Figura 1.21 Coluna vertebral completa.

A postura mantém-se de maneira muito correta, devendo ser mantida com energia e atenção do indivíduo.

A coluna vertebral ereta mantém-se sobre uma base razoavelmente plana e estável, o sacro. Por sua vez, a coluna vertebral mantém-se ereta devido à pressão dos discos que separam os corpos vertebrais, tornando tensos os ligamentos longitudinais. Essas estruturas mantêm a coluna ereta. Nesta coluna ereta, que não se move, os músculos não trabalham e os ligamentos longitudinais posteriores não oferecem nenhum suporte significativo.

Se o corpo inclinar-se um pouco para a frente, para trás ou para o lado, como a pessoa de pé normalmente o faz, os músculos são informados imediatamente que há um movimento que se afasta do centro de gravidade. Os músculos das costas entram em ação imediatamente, isto é, contraem-se para impedir uma maior inclinação para a frente, para trás ou para os lados. Os músculos agem apenas pouco tempo e logo relaxam, enquanto a coluna vertebral ainda está ereta.

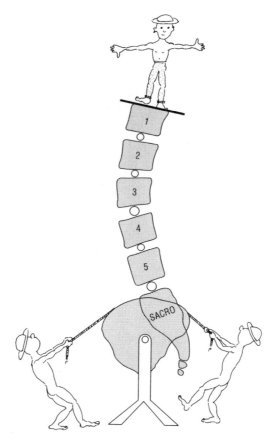

Figura 1.22 Equilíbrio da coluna vertebral sobre o sacro. A coluna lombar equilibra-se sobre o sacro em um ângulo, o ângulo lombossacro (ver Fig. 1.23).

Os ligamentos posterior e lateral têm pouco valor na manutenção da postura ereta. São suficientemente elásticos para permitir um pouco de balanceio antes de serem chamados para evitar o seu aumento.

Postura correta

Considerou-se como sendo postura correta aquela que apresenta uma pequena lordose da coluna lombar. Do ponto de vista médico, isso é chamado de redução da lordose ou achatamento da curvatura do dorso. A cabeça, na parte superior da coluna vertebral, precisa se equilibrar diretamente sobre o sacro para assegurar um equilíbrio perfeito e sem esforço, o que requer curvas bem equilibradas sobre o centro de gravidade (ver Fig. 1.1).

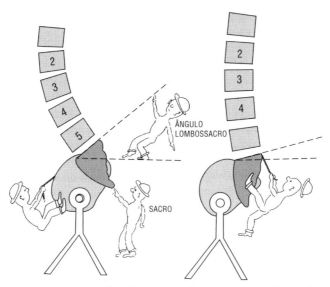

Figura 1.23 Quando o sacro altera seu ângulo, a coluna lombar curva-se de acordo com ele. A direção do sacro é chamada de ângulo lombossacro. A curva lombar é lordose.

A postura é importante por vários motivos. A aparência agradável do indivíduo exige uma boa postura, além de também revelar ao observador o estado mental do indivíduo; se ele está alerta, repousado e energético, ou malcondicionado, deprimido ou cansado. A análise do estado mental do paciente recebeu o nome de linguagem corporal. A postura pode sofrer influência do hábito, do treinamento e do condicionamento. Também pode ser afetada pelas modificações estruturais, na forma dos corpos vertebrais provocada por enfermidade, lesões ou defeitos do desenvolvimento da coluna vertebral na infância.

Equilíbrio da coluna vertebral

Visto da frente ou de costas, o alinhamento da coluna vertebral depende um pouco do nível da pelve. Se ambos os membros inferiores tiverem o mesmo comprimento, a pelve deve estar nivelada. A coluna vertebral, então equilibra-se na posição ereta sobre o nível básico (ver Fig. 1.20).

Escoliose funcional

Um membro inferior mais curto altera o equilíbrio pélvico, fazendo com que a pelve caia para o lado do membro inferior mais curto, desaparecendo o nivelamento. A coluna vertebral precisa curvar-se para recuperar o equilíbrio com o centro de gravidade. Uma curva resultante de uma pelve que não está nivelada em uma coluna vertebral flexível é chamada de *escoliose funcional. Escoliose* significa uma curvatura lateral da coluna vertebral. *Funcional* implica que é temporária e sem alterações ósseas. Só ocorre uma escoliose funcional quando a pessoa está em posição ereta, desaparecendo quando ela se deita.

A escoliose da coluna vertebral observada com a pelve nivelada poderá indicar que a causa da curvatura são as alterações ósseas da coluna vertebral, a qual é considerada uma escoliose *estrutural*, e não irá desaparecer quando o paciente estiver reclinado. No entanto, a escoliose com pelve nivelada poderá ser causada por um espasmo muscular, assunto que será discutido em detalhes em capítulos posteriores.

Uma pelve não-nivelada, devido, por exemplo, a uma perna mais curta, provoca uma escoliose funcional, tendo sido considerada como uma das causas de dor lombar, mas o desequiíbrio deverá ultrapassar uma discrepância de meia polegada, isto é, uma borda da pelve é meia polegada mais alta do que a outra, o que implica que, por algum motivo, a perna curta é meia polegada ou mais, mais curta do que a outra.

Embora a boa postura não deva causar dor, a má postura também pode não causar dor, mas a tendência é provocá-la. Maiores informações sobre a postura como causa de dor lombar serão apresentadas quando for abordada a dor na coluna vertebral. Neste capítulo está se considerando apenas a coluna vertebral normal, sem dor.

COMO SE INCLINA NORMALMENTE A COLUNA VERTEBRAL?

Quando uma pessoa mantém-se ereta com a coluna vertebral bem equilibrada sobre o centro de gravidade, o corpo precisa se inclinar para se sentar e inclinar-se para a frente para alcançar objetos situados na frente do corpo. A coluna também precisa ser capaz de não só inclinar-se em um plano anterior, mas também, fazer algum balanceio e giro. Uma pessoa não deve ser capaz apenas de se inclinar, mas também de levantar-se. A compreensão destas funções exige o conhecimento completo de como a coluna vertebral se inclina.

A coluna vertebral inclina-se de forma bem coordenada. A pessoa de pé em posição ereta, como foi dito, mantém-se ereta contra a gravidade devido à pressão dentro dos discos, o que mantém as vértebras afastadas, tensionando simultaneamente os ligamentos longitudinais. Essa coluna vertebral ereta apóia-se, por sua vez, em uma base sacra bem equilibrada. Os ligamentos diferentes dos longitudinais (ver Fig. 1.15) e os músculos da coluna vertebral ficam relaxados quando a pessoa está apenas de pé.

Controle muscular da coluna vertebral inclinada

Quando a pessoa começa ou decide inclinar-se para a frente, ela desloca o corpo um pouco para a frente do centro de gravidade. De pronto, os tecidos sensores dos músculos da região posterior da coluna vertebral enviam um sinal ao cérebro informando que o corpo não está centrado. Os músculos entram imediata e rapidamente em ação, impedindo que o corpo incline-se para a frente (Fig. 24). Os músculos da região posterior da coluna vertebral, que não deixam o corpo cair para a frente, mas permitem que ele se incline suavemente, são pequenos e muito poderosos – são os músculos eretores da espinha. (Fig. 1.25).

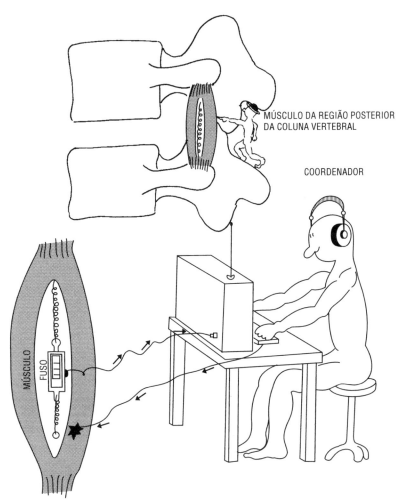

Figura 1.24 As terminações nervosas sensitivas dos músculos posteriores da coluna vertebral informam ao sistema nervoso que o músculo que está sendo estendido está ficando mais comprido e com qual velocidade.

Os sensores dos músculos funcionam sem que a pessoa se dê conta. São tecidos em forma de mola, muito sensíveis, situados dentro dos músculos que enviam, através dos nervos, logo depois de serem estendidos, uma mensagem pela medula espinhal até o cérebro, informando que ocorreu um alongamento. O cérebro e a medula espinhal fazem automática e instantaneamente com que os músculos da região posterior da coluna vertebral reajam não se alongando tanto nem tão abruptamente, mas gradual e suavemente.

Quando o corpo inclina-se mais em posição de flexão, como quando a pessoa tenta tocar o solo, cada unidade funcional da coluna lombar "abre-se" por trás. Cada unidade flete-se e, assim, a coluna lombar se flete (Fig. 1.26).

Os músculos da região posterior da coluna vertebral, ligados à porção óssea da unidade funcional, precisam se alongar para permitir que as unidades funcionais e, portanto, a coluna lombar, se flitam (Fig 1.27). É necessário que façam isso de maneira suave, gradual e controlada até que finalmente tenham-se alongado ou estendido o máximo possível (ver Figs. 1.26 e 1.27). Os músculos de cada uma das cinco unidades funcionais da coluna lombar se estendem o suficiente para para permitir que cada unidade funcional incline-se. Cada unidade funcional se flete aproximadamente de 8 a 10 graus (Fig. 1.28). Como existem cinco unidades funcionais na coluna lombar, esta se flete um total de de 40 a 45 graus. A coluna lombar inclina-se para a frente aproximadamente 45 graus a partir do centro de gravidade (Fig. 1.29).

Quando a coluna vertebral inclina-se a 45 graus, os músculos alongaram-se o mais possível e seu revestimento fibroso, chamado de bainha, não mais poderá se alongar. A coluna lombar está agora totalmente inclinada.

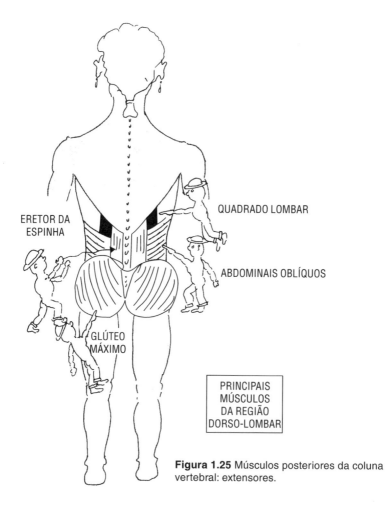

Figura 1.25 Músculos posteriores da coluna vertebral: extensores.

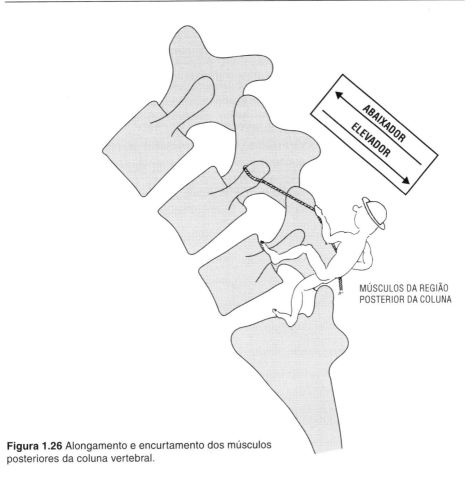

Figura 1.26 Alongamento e encurtamento dos músculos posteriores da coluna vertebral.

Ritmo lombar-pélvico: equipe de trabalho região lombar-quadril

No instante em que os músculos da região posterior da coluna alongaram-se ao máximo, os ligamentos longitudinais da parte posterior da coluna vertebral – os ligamentos superiores e posteriores – também foram estendidos até não permitir um maior alongamento. A coluna vertebral não pode se inclinar mais, devido às bainhas musculares e os ligamentos. Qualquer inclinação maior, a partir deste ponto, deve-se normalmente a uma maior rotação do sacro ao redor das articulações dos quadris.

Ocorre a rotação da pelve e do sacro porque os músculos dos quadris e das nádegas se alongam, permitindo que a pelve incline-se para a frente simétrica e suavemente (Fig. 30). Esses músculos alongam-se até que as fibras das bainhas não possam mais se estender. Neste ponto, os músculos das nádegas e da parte posterior das coxas, chamados de jarretes (isquiotibiais), impedem qualquer nova rotação. Neste ponto, o corpo já se inclinou totalmente para a frente.

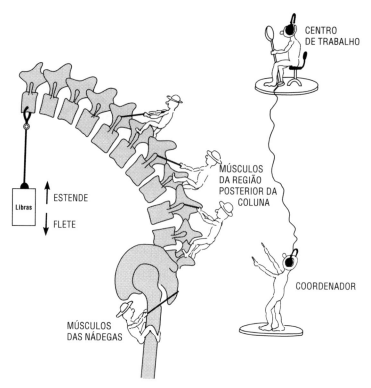

Figura 1.27 Alongamento dos músculos posteriores da coluna vertebral que permitem movimentos de abertura na região posterior da unidade motora.

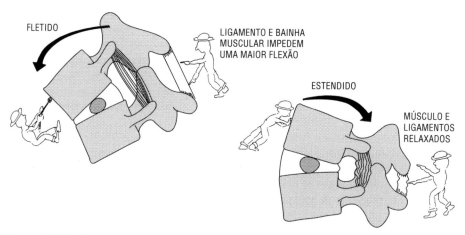

Figura 1.28 Flexão da unidade motora quando a musculatura posterior da coluna vertebral se alonga. Os músculos estendem-se tanto quanto as bainhas o permitem. Uma vez alongado completamente, o ligamento posterior impede um maior movimento. Enquanto os arcos posteriores arqueiam-se para trás, os músculos e os ligamentos relaxam.

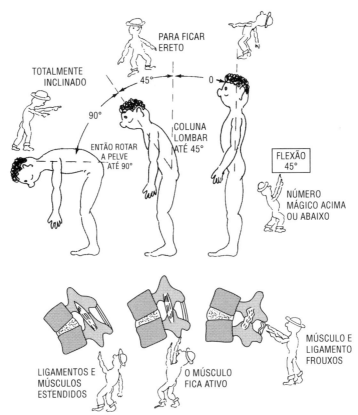

Figura 1.29 Como cada unidade funcional abre-se ao fletir de 8 a 10 graus para a frente e como existem cinco unidades lombares, a coluna lombar inclina-se para a frente aproximadamente 45 graus.

Bom condicionamento físico

Para coordenar este movimento suave da coluna vertebral e da pelve, é preciso que os músculos possam se estender e que o tecido fibroso e os ligamentos sejam elásticos. Mais importante ainda é que o suprimento nervoso dos músculos que controlam sua função seja bem coordenado.

RECORDAÇÃO: CONTROLE MENTAL DA INCLINAÇÃO

A coordenação desse controle muscular da região dorso-lombar está sob supervisão, direção e controle do sistema nervoso central (cérebro e medula espinhal), lembrando que o indivíduo deve originar e planejar a tarefa pretendida em sua mente, o que dá início a todo o procedimento de inclinação ou levantamento.

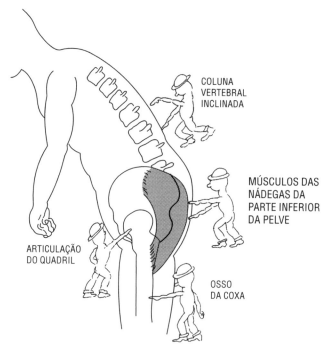

Figura 1.30 A pelve rota em torno das articulações do quadril, permitindo uma maior inclinação para a frente do que a coluna lombar poderia permitir isoladamente.

A *tarefa em si* é a determinação de quão rápido, em que intensidade, em que direção e com que freqüência deve ocorrer a inclinação. Todos estes fatores são determinados instantaneamente pela mente, via de regra sem concentração aberta sobre determinado objeto. A maioria das tarefas é feita inconscientemente. Para levantar um objeto, são observados imediatamente pela pessoa e introduzidos no computador mental para determinar a grandeza da tarefa pretendida, o tamanho do objeto, a distância em que é preciso levantá-lo e o peso do objeto a ser erguido (Fig. 1.31).

Como levantar?

Por exemplo, se for preciso levantar uma caixa pesada, é preciso identificar imediatamente em que direção a pessoa deve se inclinar para pegar a caixa, o tamanho da mesma e a distância do corpo em que a caixa deve estar quando for levantada. Deve-se estimar o peso da caixa. Deve-se preparar a posição do corpo para esta tarefa. Os músculos são informados exatamente sobre o trabalho a ser realizado, devendo reagir de forma coordenada para realizar eficientemente a tarefa.

Os músculos não devem erguer mais do que o tamanho da caixa e tampouco erguer a caixa abrupta ou inadequadamente. Se o computador mental tiver sido bem informado, se a tarefa tiver sido bem organizada na mente da pessoa, e o próprio computador tiver sido bem treinado pelo condicionamento e pela prática, a tarefa será realizada sem esforço ou lesão e, portanto, *sem dor*.

Esta seqüência de eventos em *qualquer* atividade física é provavelmente a função mais importante da coluna que, quando alterada em algum aspecto, poderá alterar o movimento coordenado, impondo um estresse mecânico sobre o dorso.

Uma vez atingido o objetivo, tal como a elevação de uma caixa pesada, o movimento da coluna vertebral e da pelve deve continuar automaticamente. A pelve equilibrada sobre os membros inferiores coloca-se na posição adequada para executar tal trabalho. O dorso inclina-se o suficiente para atingir a caixa, a qual é erguida pelas mãos e antebraços que enviam imediatamente ao cérebro a informação sobre o tamanho e peso da caixa. O computador envia automática e instantaneamente para o centro de coordenação do sistema nervoso central os sinais necessários para realizar essa tarefa particular.

A caixa é então levantada pelos músculos da região dorso-lombar, com a pelve agindo de modo coordenado para reestender a coluna vertebral até a posição ereta ao levantar a caixa. Todas as curvaturas existentes em uma coluna vertebral inclinada alteram-se até que o corpo fique totalmente ereto. A caixa está agora na posição desejada, tendo sido erguida com esforço mínimo e sem coerção.

É estabelecido mentalmente como novo objetivo um novo movimento da caixa, o qual determina a direção e a posição do corpo e de todos os músculos e ligamentos que devem cooperar e coordenar para realizar a tarefa de transportar a caixa, modificar sua posição ou a colocar no chão. Os mesmos músculos que executaram o primeiro serviço são então reorientados para realizar uma tarefa diferente.

Se a tarefa for excessiva, porque a caixa é mais pesada do que a pessoa pode carregar, o corpo não poderá realizar esta tarefa. Se a tarefa tiver sido determinada erroneamente, porque a caixa é considerada muito pesada quando, na verdade, está vazia, isso poderá fazer com que o corpo faça um esforço desnecessário. O corpo pode pretender erguer uma caixa pesada, quando, na verdade, ela é leve. O resultado poderá ser uma reação excessiva do corpo.

Se a mente achar que a caixa é leve, mas ela for de fato muito pesada, poderá ocorrer um planejamento incorreto. A não ser que o computador da mente corrija este erro, o corpo irá fazer um esforço para erguer uma caixa leve, mas o objeto a ser erguido é uma caixa pesada. O corpo não foi preparado para tal tarefa.

Portanto, é evidente que a tarefa deve ser sempre definida corretamente e programada no computador da mente, e também ser adequada. O corpo também deve estar preparado e apto fisicamente para executar o objetivo sem nenhum desvio. Este pode resultar de fadiga, irritação, depressão, tédio ou falta de atenção. Todas estas condições têm um importante papel que influencia o computador da mente. Portanto, a eliminação do desvio é instrumental na programação correta da tarefa.

Por mais bem programada e adequada que tiver sido uma tarefa apresentada ao computador da mente, esta não será bem feita se a maquinaria estabelecida for inadequada, não especializada, sem treinamento ou malcondicionada. Um corpo malpreparado não será capaz de executar esta tarefa naquele momento. Serão discutidos vários exemplos disso nas páginas que se seguem a respeito de dor nas costas.

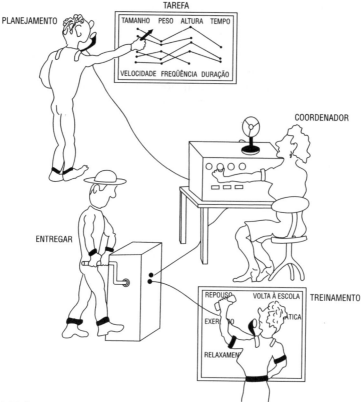

Figura 1.31 Controle "mental" sobre os músculos lombares, o que controla a inclinação e a reextensão da coluna vertebral.

VOLTA À POSIÇÃO ERETA A PARTIR DA POSIÇÃO INCLINADA: LEVANTAMENTO

A flexão do corpo foi definida como a inclinação para a frente a partir da posição ereta até a posição totalmente inclinada. Esse movimento realizado pela coluna lombar é em forma de curva, na posição ereta ocorre o movimento para frente de um modo coordenado e suave.

Depois que a pelve rota de maneira coordenada e suave enquanto a coluna vertebral está inclinada para frente, a coluna vertebral precisa voltar à posição ereta, desde a posição super-inclinada até a totalmente ereta. Isto é verdade quando alguém está se levantando ou meramente voltando à postura ereta a partir da posição inclinada para a frente (ver Fig. 1.29).

Quando a coluna vertebral está totalmente inclinada para a frente, a pelve está completamente rotada sobre as articulações dos quadris. Os músculos das nádegas e posteriores da coxa estão de todo estendidos nesse ponto. A região lombar está totalmente fletida para a frente, com todos os músculos e ligamentos da região posterior da coluna estendidos por completo. Dessa posição fletida, agora é preciso reverter todos os movimentos, para manter a coluna vertebral voltada para trás e para cima em posição ereta. Isto deve ser feito na seguinte seqüência:

1. A pelve deve começar rotando na direção oposta, para recuperar seu ângulo normal ereto. Esta rotação começa quando os músculos detrás da pelve e das coxas começam a encurtar para tracionar a pelve para trás até a posição ereta. Estes músculos, que alongados permitem que a pelve não caia para trás, devem agora se encurtar suave e gradualmente para devolver a pelve à posição ereta.

2. Enquanto a pelve rota, a coluna vertebral equilibrada sobre o sacro reassume gradualmente a posição ereta. Da posição totalmente fletida até a posição fletida de 45 graus para a frente, a região lombar permanece fletida e os ligamentos e músculos estendidos. Somente a pelve deve rotar. A coluna vertebral volta à posição ereta (45 graus de flexão) sustentada pelos ligamentos e pelo tecido fibromuscular. Os músculos não devem ainda se encurtar.

3. A coluna vertebral não recupera sua curva lordótica normal, totalmente ereta, até atingir 45 graus de flexão, que ultrapassou quando estava se inclinando. A coluna vertebral volta aos 45 graus de flexão porque os ligamentos e elementos fibrosos dos músculos a puxam para cima e não porque os músuclos da região posterior da coluna encurtam. Após atingir os 45 graus de flexão, os músculos da região posterior da coluna começam a se encurtar.

4. No ponto de recuperar a postura ereta com o corpo ainda inclinado de 45 graus para a frente, a pelve volta à posição ereta desrotada. A coluna vertebral deve agora recuperar sua curvatura lordótica ereta, na posição ereta completa. Isto é feito pelos músculos da região posterior da coluna que se encurtam lenta e suavemente. Nessa fase de reextensão da coluna vertebral, os músculos eretores da espinha se contraem lentamente. Esse movimento aproxima os processos transversos, a lâmina e as espinhas posteriores e superiores até alcançar a posição normal das unidades funcionais da coluna vertebral ereta (ver Fig. 1.28). A partir dos 45 graus de flexão até a posição ereta completa com encurtamento dos músculos, a tensão sobre os elementos fibrosos dos músculos da região posterior da coluna e ligamentos posteriores e superiores torna-se novamente frouxa. Seu trabalho já foi feito.

5. Depois de completamente ereto com o corpo bem equilibrado sobre o centro de gravidade, os músculos e ligamentos agora relaxam. Neste ponto, já foram realizadas a flexão e a reextensão totais.

A chave é a coordenação e o condicionamento

É preciso, evidentemente, um mecanismo neuromuscular bem coordenado para realizar de maneira adequada a tarefa pretendida. Os tecidos da região lombar devem estar bem condicionados e ser muito flexíveis e fortes. Depois, se bem coordenada, a tarefa é realizada sem desconforto, dor ou deficiência.

Inclinação e balanceio

As articulações facetárias da coluna lombar têm uma forma e alinhamento que permitem a inclinação para a frente, com pouca ou nenhuma inclinação da coluna vertebral para o lado e sem balanceio ou giro. As únicas direções em que a coluna lombar pode se inclinar são para a frente e para trás.

É possível uma pequena inclinação e balanceio para o lado quando a coluna vertebral já está totalmente inclinada para a frente. Esta é a posição da pessoa que já se abaixou totalmente até o chão. Nessa posição fletida, as articulações facetárias de cada unidade funcional separam-se levemente. A coluna lombar pode agora inclina-se ou balancear para os lados mais do que o faria na posição totalmente ereta, na qual as articulações facetárias estão juntas, não permitindo inclinação lateral ou movimento de balanceio. Na flexão para a frente, elas separam-se. Portanto, quando uma pessoa se inclina para pegar um objeto, a inclinação da coluna lombar permite que ocorra uma pequena inclinação e balanceio laterais.

Balanceio aceitável enquanto inclinada

Se a rotação e a rotação lateral junto com a flexão para a frente são feitas lenta, suave e gradualmente, tais movimentos podem ser realizados sem qualquer desconforto significativo. As fibras anulares do disco alongam-se um pouco, mas não o suficiente para provocar sua ruptura, enquanto as articulações facetárias impedem o balanceio e a rotação excessivos.

Entretanto, uma vez totalmente inclinado para a frente, diminui a proteção que as facetas proporcionam às fibras anulares do disco, pois as facetas se afastaram mais. A separação da articulação facetária permite que a unidade funcional balanceie mais do que o normal. Tal balanceio excessivo pode romper as fibras do anel. Sem a proteção das articulações facetárias, todo o estresse do balanceio é transportado pelas fibras anulares. *O balanceio do disco é o único movimento que pode romper as fibras anulares* (ver Fig. 1.11).

Alongamento a partir da posição inclinada e balanceada

Se o corpo foi fletido e rotado simultaneamente de maneira *normal*, ele precisa voltar do mesmo modo para assumir a postura ereta. Isso exige não só a desrotação da pelve, mas, também, o alongamento da coluna lombar, além de, ao mesmo tempo, uma desrotação da coluna rotada, o que deve ser feito com um movimento suave, simétrico e gradual.

Se isso for feito com cuidado em sequência natural, não há problemas. Infelizmente, muitos pacientes inclinam-se para baixo e balanceiam simultaneamente ao pegar algo do solo, localizado de um lado do corpo. Isso exige inclinação e balanceio. Durante a volta à posição ereta, se a coluna vertebral não desrotar suave e simetricamente, poderá ocorrer lesão e inflamação dos tecidos da unidade funcional. As articulações facetárias "desalinhadas" podem ser esmagadas ao romper as fibras do disco.

CAPÍTULO 2

Locais de dor lombar

A dor lombar é uma importante preocupação deste livro, mas, antes de discutir *como* ela ocorre, precisamos considerar em que unidade funcional ocorre.

A dor manifesta-se nas costas quando os tecidos da unidade funcional irritam-se, fazendo com que o paciente sinta dor. Com o conhecimento do que constitui a unidade funcional e como esta funciona, podemos, agora, discutir quais os tecidos da unidade que podem provocar dor e *como eles* foram irritados. Este capítulo discute as condições que provocam dor e como os tecidos foram irritados e mal-utilizados pelos movimentos ou posições.

LOCAIS DE DOR NO TECIDO DA UNIDADE FUNCIONAL

Podem causar dor quando irritados diversos tecidos da unidade funcional. Eles são mostrados nas Figuras 2.1 e 2.2.

Há dor no disco?

O próprio disco, considerado sempre como a principal fonte de dor nas costas, na verdade *não* é uma fonte importante de dor. O motivo é que o disco é essencialmente uma massa gelatinosa envolvida por fibras de colágeno. *Não há nervos que penetram profundamente nas fibras anulares ou no núcleo do disco. O núcleo do disco é definitivamente insensível, não podendo causar dor.*

A camada externa das fibras do envoltório do disco, o anel, é suprida por nervos. Pode ocorrer dor quando estas fibras externas rompem-se ou se alongam. Isso significa que a única parte do disco que pode causar dor é a camada *externa* das fibras anulares.

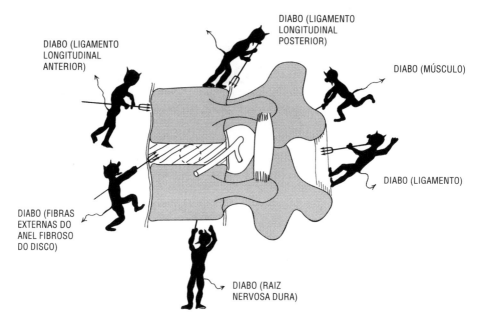

Figura 2.1 Tecidos da unidade funcional que podem provocar dor quando irritados. Os "tecidos sensíveis" da unidade funcional vistos de lado (lado esquerdo).

O ligamento longitudinal sensível

O ligamento longitudinal que reveste a parte anterior da coluna vertebral é bem suprido de nervos, podendo transmitir dor quando exigido demais, usado erradamente, irritado ou de alguma maneira lesado.

Os ligamentos longitudinais das partes anterior e posterior que protegem o disco fazem-no formando uma camada externa do disco. Eles são semelhantes à camada externa das fibras anulares. Os ligamentos longitudinais são considerados fontes freqüentes de dor no disco. O ligamento longitudinal anterior é local de dor quando está irritado ou lesado.

Indo da frente para trás dentro da unidade funcional, os ligamentos longitudinais posteriores são muito sensíveis. Eles são supridos por diversos nervos. Qualquer lesão, pressão, alongamento ou ruptura desses ligamentos pode provocar dor intensa.

RAÍZES DO NERVO CIÁTICO: LOCAL DE DOR LOMBAR E DO MEMBRO INFERIOR

Uma raiz nervosa emerge do forame de cada unidade funcional. Em cada par de vértebras lombares emerge uma raiz nervosa, isto é, L1-L2, L2-L3, L3-L4, L4-L5, e assim por diante; uma raiz nervosa emerge entre a 5ª lombar e o sacro e diversas raízes nervosas

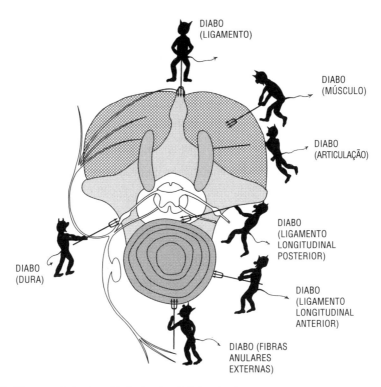

Figura 2.2 Tecidos sensíveis da unidade funcional vistos de cima.

emergem pelos forames do sacro (Fig. 2.3). Um pequeno ramo de cada raiz nervosa curva-se para trás chegando aos músculos dorsais, às articulações e aos ligamentos que transportam sensações da região lombar e controlam os músculos das costas (Fig. 2.4).

Conforme vão saindo do canal espinhal pelo forame intervertebral, as raízes nervosas são envolvidas por um saco dural, o qual é bem suprido de nervos, o que o torna sensível. O saco dural é ponto de dor quando irritado, inflamado ou lesado.

O QUE É RAIZ NERVOSA?

Neste ponto, é preciso fazer uma breve discussão sobre os nervos. As raízes nervosas, quando saem da unidade funcional por ambos os lados, eventualmente se juntam para formar o nervo ciático. Esses nervos são uma continuação da medula espinhal desde o cérebro até formarem eventualmente os ramos chamados de cauda eqüina. Os ramos de cada nervo em cada nível funcional são chamados agora de *raiz*. A raiz é uma combinação de nervos que transporta as sensações do membro inferior até a medula e o cérebro. As raízes também transportam os nervos da medula que controlam os músculos das extremidades inferiores.

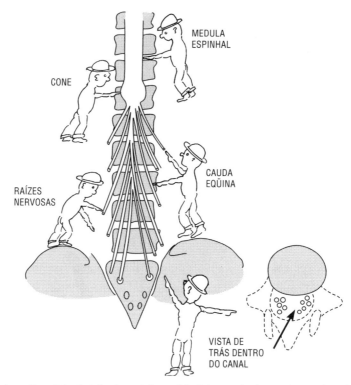

Figura 2.3 Cauda eqüina vista de trás. A medula espinhal descendo dentro do canal espinhal (ver Fig. 1.7) ramifica-se em muitas raízes nervosas ao atingir a primeira vértebra lombar. Esses nervos parecem uma cauda eqüina e, por isso, são assim chamados.

Estes nervos filiformes emergem da medula espinhal no nível lombar e, eventualmente, unem-se na parte externa do forame formando uma raiz nervosa (ver Fig. 2.5). Esta raiz continua descendo pelo membro inferior depois de enviar um pequeno ramo para os músculos da região dorso-lombar, articulações e ligamentos da coluna vertebral. As raízes nervosas têm, portanto, duas funções: sensoriais e motoras.

Por meio dessas raízes nervosas, são transmitidas todas as funções musculares e as sensações dos membros inferiores e da região dorso-lombar que são enviadas à medula espinhal e, eventualmente, para cima, até o cérebro. Elas transportam sensações normais e dolorosas.

A DURA: A BAINHA DE CADA RAIZ

Como estes nervos saem pelo forame intervertebral de cada lado da unidade funcional, eles são contidos em uma bainha com fluido espinhal (Fig. 2.6). Essa bainha não apenas protege os nervos quando passam pelos forames, mas também lhes proporciona lubrificação

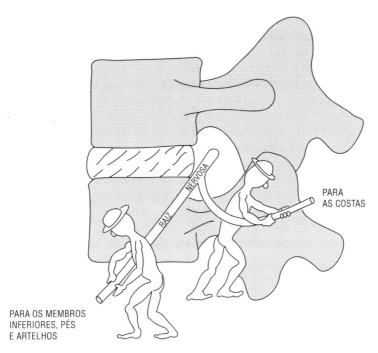

Figura 2.4 Raiz nervosa. Em cada uma das unidades funcionais vertebrais lombares, um ramo da cauda eqüina (chamado de raiz) sai para a área específica do membro inferior ou do pé através do forame intervertebral específico (ver figs. 1.4 e 1.8). Cada raiz divide-se, então, em um ramo que se dirige para baixo, para o membro inferior e um ramo que vai para a região lombar.

e suprimento sangüíneo que nutre os nervos. Tal recipiente, chamado de dura, é um tecido elástico que se pode estender um pouco. A dura é muito resiliente a um estiramento significativo, não estando sujeita a lesões devidas ao alongamento, mas é um tecido muito sensível e por isso uma leve irritação decorrente de estiramento poderá provocar dor e sensibilidade. A bainha da dura é sensível, pois tem um grande suprimento nervoso.

A JANELA DA UNIDADE FUNCIONAL: O FORAME

O nervo propriamente dito está bem protegido dentro da bainha, quando deixa o canal espinhal em seu trajeto para os membros inferiores. Ele passa entre os pedículos das vértebras que formam a unidade funcional. Os pedículos adjacentes formam a raiz e o assoalho dos forames (Fig. 2.7). A parede frontal do forame é o disco com suas fibras anulares e seus ligamentos longitudinais posteriores. A parede posterior do forame é formada pela articulação facetária com sua cápsula, cartilagem e seus pequenos e numerosos ligamentos.

Pela nossa compreensão dos movimentos das unidades funcionais da coluna vertebral, podemos ver que o forame abre-se quando a pessoa inclina-se para a frente e fecha-se quando a pessoa se estende para voltar à postura ereta. Ao se inclinar para a frente (fletindo-se), os forames se abrem. O nervo que emerge pelo forame estende-se um pouco, enquanto que a coluna vertebral se inclina para a frente. Quando uma pessoa se arqueia para trás ao voltar à posição ereta a partir da postura inclinada, o forame fecha-se. Quando os pedículos chegam mais perto, fazendo com que os forames se fechem, a raiz nervosa que não estiver em seu continente dural corre o risco de ser comprimida. Ao reestender-se até a postura ereta a partir da inclinada, o canal espinhal se encurta. O nervo não é comprimido nesses movimentos porque a janela da coluna vertebral normal não se fecha suficientemente para comprimi-lo e fica frouxa quando o canal espinhal se encurta. Este mecanismo protetor natural é um belo exemplo da soberba engenharia natural.

A dura também fica relaxada quando a coluna vertebral encurta-se, durante a reextensão até a lordose ereta. Então o nervo pode se afastar de algum tecido que possa se enganchar sobre o nervo sensitivo e sua dura. De fato, a natureza garantiu diversas medidas de segurança durante o movimento da coluna vertebral.

Se o nervo for lesado ou irritado, a pessoa poderá ter uma sensação somente na região lombar devido ao ramo da raiz nervosa que vai para as costas, como também nos membros inferiores, pé ou tornozelo, onde o ramo longo da raiz eventualmente termina. Conseqüentemente, o forame da raiz nervosa é o ponto de entrada na medula espinhal para o cérebro e também o ponto de partida da medula espinhal para as extremidades inferiores até as costas. Esta é uma área muito importante da unidade funcional.

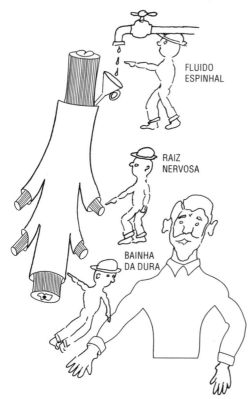

Figura 2.5 Envoltório da dura que envolve a raiz nervosa. Quando cada raiz nervosa passa pelo forame, ela está envolvida por uma bainha da dura. A dura é semelhante à pele, contendo fluido espinhal, pequenos vasos sangüíneos e pequenos nervos sensitivos.

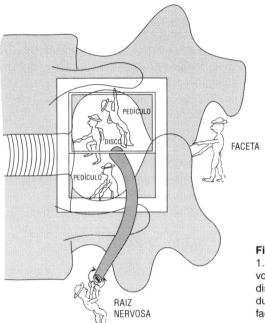

Figura 2.6 Forame intervertebral (ver Fig. 1.8). A "janela" por onde emerge a raiz nervosa é margeada, na parte anterior pelo disco, acima e abaixo pelos pedículos de duas vértebras adjacentes e atrás pelas facetas.

AS ARTICULAÇÕES FACETÁRIAS DA COLUNA VERTEBRAL

As articulações facetárias estão atrás da unidade funcional. A articulação facetária contém tecidos muito sensíveis, como a maioria das articulações corporais (joelho, quadril, pé, tornozelo, artelhos e assim por diante). As facetas da coluna vertebral possuem tecidos semelhantes aos que constituem uma articulação normal, a saber: cartilagem, cápsula, fluido articular e ligamentos. A articulação facetária é uma articulação corporal típica, na qual são necessários o movimento ou o suporte de peso.

As articulações facetárias são articulações sinoviais. São assim chamadas por serem lubrificadas por fluido sinovial. Quando irritada, lesada, comprimida ou traumatizada alguma articulação sinovial do corpo, esta pode ficar dolorosa ou edemaciada. As articulações facetárias da unidade funcional também podem apresentar as mesmas reações de qualquer outra articulação do corpo, pois são construídas de maneira semelhante e contêm tecidos muito sensíveis.

OS MÚSCULOS DA REGIÃO DORSO-LOMBAR

Quando se vai para trás da unidade funcional, chega-se aos músculos da região dorso-lombar, conhecidos como músculos eretores da espinha. Eles são curtos, potentes e localizados dos dois lados da coluna vertebral. Esses músculos ligam-se ao processo transverso superior ao processo transverso imediatamente inferior. Juntos percorrem todo o comprimento da coluna lombar.

Embora esses músculos sejam chamados de extensores ou eretores da espinha, sua função, como foi descrita no Capítulo 1, é mais do que apenas estender a região dorso-lombar. Conforme foi estabelecido, eles se alongam para permitir que a coluna vertebral se flexione e encurte, mantendo-a em posição ereta. Eles se encurtam de um lado e simultaneamente alongam-se do lado oposto, permitindo ou provocando uma inclinação lateral. Tais músculos são muito solicitados (ver Figs. 1.28 e 1.29). Como os músculos das outras partes do corpo, os eretores da espinha ficam sensíveis quando irritados, exigidos demais, fatigados ou traumatizados de qualquer maneira. Estes músculos desempenham um importante papel na produção da dor da unidade funcional e por isso provocam dor na região lombar.

LIGAMENTO LONGITUDINAL PÓSTERO-SUPERIOR

Continuando para o aspecto posterior da coluna vertebral, isto é, para a pele da região dorso-lombar, encontramos os ligamentos longitudinais, que ligam os processos espinhosos póstero-superiores entre si. Tais ligamentos são bem supridos de nervos, podendo provocar dor quando estendidos demais, lesados ou irritados (ver Fig. 1.28).

Desta discussão fica evidente que vários tecidos da unidade funcional podem provocar dor quando usados de forma errônea, esticados, lesados ou irritados. Agora o problema é decidir *quando, como e por que* esses tecidos podem ser lesados, provocando dor.

CAPÍTULO 3

Dor lombar decorrente de má postura

Pode ocorrer dor lombar sem que ela se estenda para os membros inferiores. Portanto, grande parte da dor lombar deve ser discutida nos seguintes pacientes: (1) o que fica em posição ereta e por isso sofre dor lombar, (2) o que se inclina para a frente e sente dor nas costas, (3) o que sente dor nas costas quando volta à posição ereta e (4) o que sente dor lombar devido ao levantamente, balanceio ou rotação imperfeitos.

POSTURA INCORRETA QUE PROVOCA DOR NAS COSTAS

Durante anos considerou-se que a causa mais comum de dor lombar postural era a *inclinação excessiva da coluna vertebral*. Quando o homem assumiu a posição ereta, ficando de pé sobre os dois membros inferiores, a pelve não rotou completamente e a coluna lombar conservou uma curva fisiológica normal, conhecida como lordose, a qual se torna conhecida como "curvatura" da região lombar, pois ela curva-se acima das nádegas.

Como já foi dito no capítulo anterior, o ângulo do sacro na pelve determina o tamanho do ângulo das vértebras lombares (Fig. 3.1). Se a coluna lombar tiver muita lordose – em outras palavras, se a curvatura for excessiva – poderá ocorrer dor lombar. Para simplificar, a partir de agora o termo lordose será empregado em lugar de curvatura.

A lordose excessiva é encontrada na gestante quando fica de pé com o abdômen saliente, fazendo com que a curvatura lombar aumente (Fig. 3.2). A má postura com lordose excessiva também pode ser decorrente do uso de saltos altos (Fig. 3.2). A pessoa que fica de pé com a região lombar arqueada e os ombros atirados para trás em atitude militar, também poderá sentir dor nas costas (Fig. 3.3).

Em atividades como a de passar roupas, que exige horas na posição de pé, o dorso poderá ficar gradualmente mais arqueado, vindo a causar dor nas costas (Fig. 3.4).

Muitas vezes reduz-se ou elimina a dor lombar, colocando-se um pé sobre um apoio.

Provocam dor lombar devido à lordose excessiva (Fig. 3.5): os maus hábitos de dormir, especialmente em cama macia ou escavada, ou deitado de bruços. Deve-se observar que o colchão mole apenas contorna o corpo, mas o de molas permite que a cama se afunde. Desta forma, o que impede o abaulamento é a colocação de uma tábua sob o colchão e não o colchão.

Posições sentadas incorretas podem provocar dor lombar (Fig. 3.6). Não se deve utilizar uma cadeira que provoque ou permita uma lordose excessiva. Uma cadeira com ou sem almofada assegura uma leve flexão da coluna lombar. Para garantir esta postura deve-se colocar uma almofada na base da coluna lombar. A altura da cadeira também é importante. Os pés devem tocar o solo com as coxas na horizontal ou até mesmo com uma pequena flexão do quadril. Pode se tornar necessário abaixar a cadeira ou colocar um apoio sob os pés.

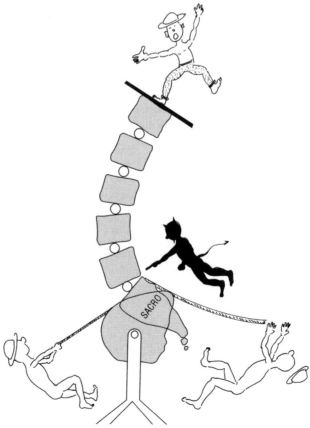

Figura 3.1 Aumento do ângulo lombossacro devido à sua modificação altera a curvatura da coluna lombar. Neste desenho, a lordose aumenta, possivelmente causando dor lombar.

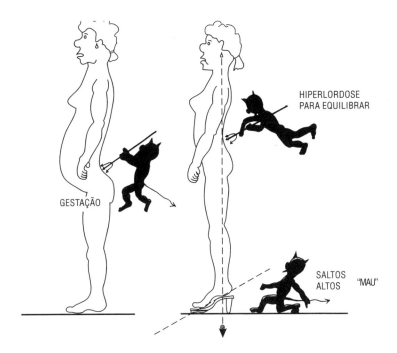

Figura 3.2 Hiperlordose lombar devido a gestação ou salto alto.

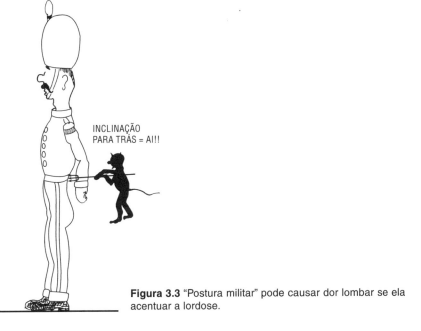

Figura 3.3 "Postura militar" pode causar dor lombar se ela acentuar a lordose.

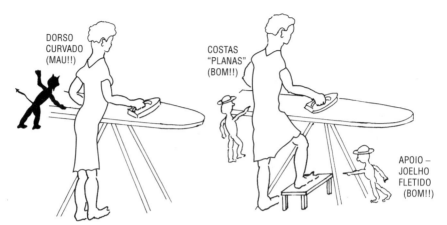

Figura 3.4 Postura ereta prolongada com lordose excessiva cansa mais, podendo causar dor lombar. Isso pode ser eliminado colocando-se um dos pés sobre um pequeno apoio.

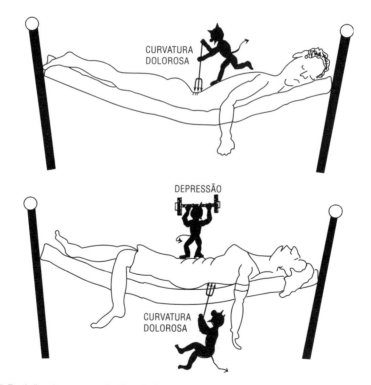

Figura 3.5 Posições incorretas de dormir. Dormir de bruços em um colchão que afunda provoca arqueamento doloroso do dorso (figura superior). Mesmo deitado de costas (posição supina), o colchão mole e deformado pode provocar dor lombar (figura inferior). Evidentemente, a cama desejável é aquela com colchão firme que não se deforme porque tem um estrado firme. O objetivo é evitar o abaulamento.

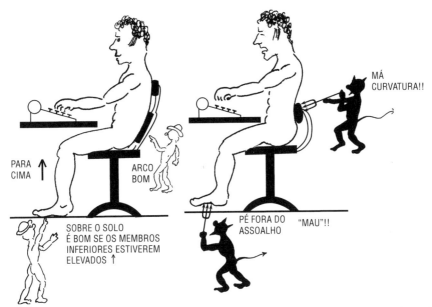

Figura 3.6 Postura incorreta de sentar poderá provocar dor lombar. O apoio correto da região lombar, os pés no chão com os membros inferiores levemente elevados, a mesa e o computador no nível correto – tudo isso deve estar de acordo para evitar a distensão da região lombar.

Nem todas as curvas das costas são dolorosas. Isso é demonstrado pelo fato de que normalmente a pessoa tem uma leve lordose da região lombar. Espera-se uma curva lordórtica normal. Somente quando a lordose for excessiva ou acentuada é que irá ocorrer dor.

A prova de que a dor deve-se à lordose excessiva é fornecida pela observação de que reduzindo a inclinação das costas pelo excercício, treinamento postural, sentar-se de forma correta, ficar ereto corretamente ou até mesmo com o uso de um colete ou atadura que reduza a lordose diminui também a dor lombar.

O motivo pelo qual a postura provoca dor nas costas é especulativo, tendo sido oferecidas várias teorias para explicá-la. Uma quantidade excessiva de lordose da coluna lombar faz com que a parte posterior da unidade funcional fique muito próxima. As articulações facetárias, nesta postura lordótica, suportam todo o peso do corpo. Parece que as articulações facetárias são sensíveis e não estão preparadas para suportar o peso. Elas funcionam principalmente deslizando umas sobre as outras e controlando a direção da inclinação e alongamento da coluna lombar. Também impedem a inclinação e o balanceio laterais. No lordódico, na postura com as costas curvadas, essas articulações tornam-se estruturas de suporte de peso, causando dor.

Quando se hiperestende a coluna vertebral, os forames também se fecham à medida que os pedículos vão se aproximando uns dos outros. Isso pode comprimir os nervos que passam pelos forames em seu trajeto para o membro inferior e/ou para os músculos posteriores da coluna vertebral, ligamentos e articulações. Conseqüentemente, a pressão sobre estes nervos e a compressão das facetas poderão causar dor lombar (Fig. 3.7).

Os corpos vertebrais da unidade funcional, quando hiperestendidos, comprimem o disco entre as partes posteriores de seus corpos. Como o disco é compressível e o núcleo deformável, tais estruturas tendem a se deformar, se antes se abaularam excessivamente.

É interessante saber como essa seqüência leva à dor lombar. Os ligamentos longitudinais anteriores alongam-se o máximo possível durante o processo de arqueamento. O núcleo deforma-se o máximo possível. O ligamento longitudinal posterior fica frouxo, permitindo que o disco se abaule no canal espinhal e no forame. Devido à sensibilidade desses tecidos, a pressão sobre o ligamento longitudinal posterior e sobre os nervos, quando emergem do forame em seu envoltório dural, provoca dor.

O diagnóstico da dor lombar postural é a observação pelo médico, terapeuta, enfermeira ou parente de que a pessoa com dor nas costas apresenta uma lordose excessiva. O examinador pode reproduzir ou agravar a dor nas costas arqueando mais a região lombar do paciente, o que aumenta a lordose. A dor assim reproduzida na região lombar deve ser atribuída a uma curvatura lombar excessiva. A postura lordótica pode ter sido acentuada por mau condicionamento, gestação ou tentativa do paciente de assumir uma atitude ereta ou militar.

Os saltos altos, há muito tempo considerados pelos médicos como causadores de desconforto dos pés, tornozelos e joelhos, também contribuem para a dor lombar. Os saltos altos fazem com que o corpo caia para a frente do centro de gravidade, levando o paciente a se arquear para trás para recuperar seu centro de gravidade.

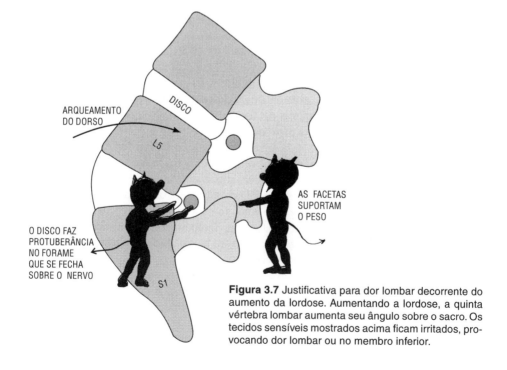

Figura 3.7 Justificativa para dor lombar decorrente do aumento da lordose. Aumentando a lordose, a quinta vértebra lombar aumenta seu ângulo sobre o sacro. Os tecidos sensíveis mostrados acima ficam irritados, provocando dor lombar ou no membro inferior.

O paciente emocionalmente deprimido e que assume uma postura triste poderá acentuar a lordose lombar. A causa da dor lombar poderá ser essa postura (Fig. 3.8).

Como já foi dito, a lordose lombar pode ser revertida inclinando-se o corpo para a frente. Quando isso acontece, são estendidos todos os tecidos do aspecto posterior da unidade funcional, inclusive as fibras posteriores do anel do disco. Se houver estresse rotacional (balanceio ou rotação), que ultrapasse a flexibilidade desses tecidos, as fibras do disco podem-se romper (ver Figs. 1.11 e 1.12). Se as rupturas forem periféricas (camada externa) e pequenas, o núcleo mantém-se central e bem envolvido pelas fibras anulares internas. Portanto, o núcleo não forma saliência nem é pressionado para a frente do canal espinhal ou do forame intervertebral. Não há pressão sobre o nervo em sua passagem pelo disco no forame; portanto, a dor manifesta-se nas costas sem sintomas nos membros inferiores.

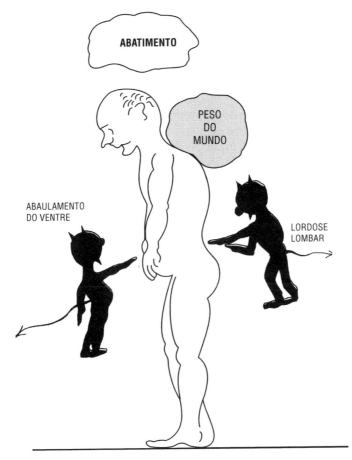

Figura 3.8 A postura deprimida provoca dor lombar. Não apenas a postura, mas também a depressão torna o paciente sujeito à dor lombar.

Se houver ruptura do anel do disco, este se enfraquece, tornando-se uma fonte potencial de novas rupturas. O quadro clínico do paciente cujas fibras anulares externas foram rompidas é idêntico ao das pessoas que apenas se inclinaram para a frente voltando a se estender inadequadamente, apresentando dor, espasmo e escoliose. É difícil estabelecer a diferença entre um estresse apenas mecânico ou entorse e uma ruptura do anel.

Infelizmente, hoje em dia, é freqüente diagnosticar estas condições lombares como espasmo muscular. No entanto, revisando-se este quadro, é evidente que o espasmo muscular é o resultado final e não a sua causa, Esta designação é dada como a única e total causa de dor lombar. Todavia, ao rever todo o quadro, é evidente que o espasmo muscular é o resultado final e não a causa ou apenas um contribuinte da dor.

Chamar esta condição de espasmo muscular é um erro tão grande como chamar uma apendicite aguda de espasmo muscular da parede abdominal. O diagnóstico correto é apendicite aguda, sendo o espasmo dos músculos da parede abdominal apenas protetor. Na dor lombar, a ruptura do ligamento, do músculo e do anel do disco ou o estiramento da articulação faz com que os músculos entrem em espasmo. *Entorse* é o movimento que causou o problema, mas a *torção* é a reação dos tecidos a essa agressão. O espasmo é inicialmente apenas protetor, mas torna-se finalmente contribuinte da dor lombar.

Se as fibras anulares se romperam suficientemente para que o núcleo sofra abaulamento, a dor lombar persiste por mais tempo. Se o núcleo abaula-se para um lado no forame intervertebral em vez de fazê-lo para trás, pode ocorrer compressão dos nervos para os membros inferiores, com dor no membro inferior e lombar.

A dor nas costas com espasmo e escoliose combinada com dor simultânea no membro inferior será abordada em um capítulo subseqüente. A ruptura das fibras anulares da parte central do disco provoca abaulamento, comprimindo o ligamento longitudinal posterior, o qual é especialmente sensível, podendo fazer com que o músculo entre em espasmo, aumentando a dor e limitando a flexão.

Esse prolongamento da dor e do espasmo, geralmente curto em uma distensão simples, envolve mais dor lombar, se for causado pela ruptura das fibras anulares, permitindo um abaulamento do disco. Este abaulamento central, devido à ruptura do anel, torna esta condição mais prolongada e resistente ao tratamento, predispondo, afinal, à recorrência.

Nesta condição, é importante a história clínica contada ao examinador, como também o é a necessidade do exame ser realizado de forma adequada para detectar esta ocorrência em particular. Nenhum teste especial, seja exame de raios X, eletromiografia, exame físico ou outro procedimento, é de grande ajuda, sendo o diagnóstico feito pela coleta cuidadosa da história, exame bem feito e persistência dos sintomas, apesar do tratamento adequado.

Portanto, é evidente que a dor lombar deve-se ao uso incorreto; por exemplo, podem provocar dor lombar a inclinação e a reextensão inadequadas da posição inclinada para a ereta e o levantamento inadequado. A prevenção é tão importante quanto o tratamento da condição aguda. A dor, sua prevenção e seu tratamento serão discutidos nos capítulos seguintes.

CAPÍTULO 4
Dor lombar decorrente de inclinação e levantamento inadequados

Como descrevemos nos capítulos anteriores, uma pessoa pode ficar ereta com os músculos e ligamentos das costas completamente relaxados. A postura ereta é mantida pela pressão dentro dos discos que conserva afastadas as vértebras, fazendo com que os ligamentos longitudinais da unidade funcional fiquem tensos. Logo que a pessoa inclina-se para a frente, movendo levemente para a frente o centro de gravidade, os músculos das costas contraem-se imediatamente, evitando uma rápida inclinação para a frente. Daí em diante, como a pessoa continua a se inclinar, os músculos das costas estendem-se lentamente, permitindo a flexão da região lombar. Depois que o corpo se inclinou 45 graus para a frente, a partir da postura ereta, a coluna lombar não pode mais se inclinar. Em seguida, a pelve rota, permitindo que o corpo incline-se mais.

Não só os músculos da região lombar devem estar bem coordenados para permitir que a coluna vertebral incline-se 45 graus para a frente, mas os músculos da pelve também devem se alongar para rotar simultaneamente a pelve. Os tecidos da região lombar, da pelve e os músculos posteriores da coxa também devem ser suficientemente flexíveis para permitir essa inclinação para a frente.

O INDIVÍDUO DESCONDICIONADO

Em uma pessoa extremamente descondicionada, os tecidos das costas e dos membros inferiores não se estendem e se alongam até o comprimento necessário para que ocorra uma flexão completa e sem dor. Portanto, quando essa pessoa descondicionada inclina-se para a frente, todos os tecidos sensíveis que normalmente devem se alongar (como os músculos e ligamentos da região lombar) não se estendem totalmente, podendo ocorrer dor lombar.

Por exemplo, uma pessoa poderá sentir dor lombar se ela levar uma vida sedentária de segunda a sexta e no sábado fizer muito trabalho, como jardinagem, exercícios ou levantamento de peso, que exigem alongamento. Se essa pessoa for examinada por um médico ou terapeuta, ele irá revelar que, quando esse indivíduo tenta se inclinar, os tecidos da região lombar não se estendem corretamente. Não ocorre a reversão da coluna lombar a partir da lordose ereta normal para a posição inclinada para a frente ereta.

Se as costas forem mantidas em postura lordótica durante dias, semanas, meses ou, mesmo, anos – como uma secretária usando um tipo errado de cadeira – os músculos lombares e outros tecidos podem se encurtar nessa postura. Os tecidos dessa postura lordótica lombar tendem a encurtar e a permanecer assim. Esse encurtamento dos tecidos é conhecido como contratura fibrosa, que é um espessamento dos tecidos que faz com que eles percam a elasticidade. Agora, quando o paciente tenta se inclinar para a frente, tais tecidos não se alongam devido à falta de flexibilidade, o que pode provocar dor nas costas do paciente que agora tenta se inclinar para a frente, sendo apenas limitado pelos tecidos tensos devidos à curvatura lordótica prolongada e persistente. Esta condição, considerada como uma causa da dor lombar, pode geralmente ser diagnosticada pela observação e pelo exame.

Como a região lombar inclina-se de maneira normal apenas aproximadamente 45 graus de flexão para a frente, o restante da inclinação para diante deve ocorrer na pelve. Para que a pelve possa rotar, os músculos de trás das coxas e das nádegas também devem ser flexíveis. Os músculos longitudinais de trás das coxas, também chamados de jarretes*, devem se alongar para permitir a rotação da pelve. Se os músculos dos jarretes estiverem muito tensos, a pelve não poderá rotar antes de realizar todo o movimento. O restante da inclinação deve ser imposta sobre a região lombar. Como coluna lombar só pode se inclinar aproximadamente 8 a 10 graus em cada unidade funcional, se a pelve ficar parada a meio caminho em sua rotação para a frente, cada unidade funcional precisa então se inclinar excessivamente. Os tecidos da região lombar devem agora exceder os 8 a 10 graus de flexão normal. Sendo estendidos demais, provocam dor lombar. A pessoa que apresenta esse tipo de dor lombar tem uma história que é auto-evidente. O paciente queixa-se de atividade excessiva depois de uma inatividade prolongada ou falta de condicionamento. Geralmente, essa situação não é grave, sendo autolimitada; o paciente recupera-se bem com repouso, recondicionamento gradual e exercícios simples de flexibilidade.

Entretanto, poderá ocorrer limitação da flexibilidade da região lombar, não por mau condicionamento, mas pelo estado mental do indivíduo. A pessoa que está tensa emocionalmente, não consegue relaxar e, estando tensa, fica tensa em todos os tecidos do corpo, inclusive pescoço, braço e tórax. Todos os tecidos que ficaram tensos devido à tensão emocional também limitam a flexibilidade da região lombar, e o mesmo ocorre na inclinação para a frente, como acontece com a pessoa que se inclina para a frente e tem limitações devido à má flexibilidade. Os resultados finais são os mesmos: *dor lombar.*

O médico ou o terapeuta examina o paciente quando este se inclina para a frente. A região lombar não atinge o reverso normal da lordose e a pelve não rota simultanea-

---

* N. do R.T. Denominação dos músculos isquiotibiais – semitendinoso, semimembranoso e bíceps crural.

mente. Para o observador treinado isto é evidente: para o paciente isso é sentido, mas não é observado.

DOR NA REGIÃO LOMBAR DEVIDO À POSIÇÃO ERETA: O MODO ERRADO DE MANTER-SE RETO

Depois que a pessoa fletiu totalmente e estiver inclinada para a frente na coluna lombar, com a pelve rotada e com reversão da lordose lombar, ela estará inclinada o suficiente para que os dedos aproximem-se do solo à sua frente. Agora, ela pode voltar à posição ereta. Para tanto, a pelve precisa primeiramente desrotar ficando com a coluna fletida. Isso continua até que todo o corpo esteja 45 graus na frente do centro de gravidade. Então, e só então, a coluna lombar começará a recuperar gradualmente sua lordose até alcançar a postura ereta. Os músculos dorsais da coluna lombar não se encurtam, nem se contraem, até que ela tenha recuperado 45 graus de flexão para a frente. Então, os músculos da região lombar encurtam-se gradual e lentamente. Isso é feito de maneira suave e controlada, até que seja alcançada a posição ereta total da coluna vertebral sobre a pelve desrotada (Fig. 4.1).

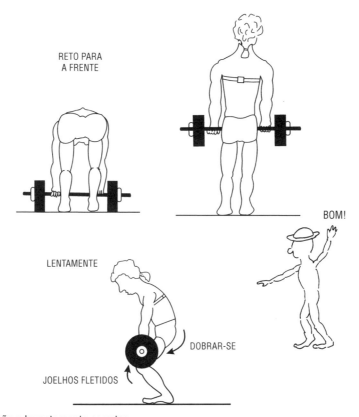

Figura 4.1 Flexão e levantamento corretos.

Esta seqüência de movimentos pode se alterar quando a pessoa recupera a curva lordótica da região lombar, antes da pelve estar totalmente rotada, de modo que a região lombar volta a ficar lordótica em posição inclinada para a frente. A parte superior do corpo permanece na frente do centro de gravidade, fazendo com que os músculos trabalhem excessivamente, com ineficiência mecânica. Estão agora presentes as condições conhecidas como causadoras de dor lombar lordótica, mas desta vez há mais um agravante, pelo fato do corpo estar na frente do centro de gravidade, impondo maior demanda mecânica sobre os músculos da região lombar (Fig. 4.2).

Há diversos motivos pelos quais uma pessoa pode se inclinar para a frente, recuperando de forma inadequada a postura ereta.

1. A pessoa pode estar destreinada e, portanto, inábil.
2. A pessoa pode estar bem treinada, mas, no momento de se inclinar e recuperar a posição ereta, ou fazer um levantamento, está perturbada pela raiva, fadiga ou depressão (Fig. 4.3).
3. A pessoa calcula errado a tarefa de levantamento e, portanto, o faz de maneira errada. Um exemplo disso é a pessoa que determina a tarefa desejada, como erguer um saco de 10 libras, constatando no entanto que ele pesa 50 libras. O esforço não foi adequado para a tarefa (Fig. 4.4). Pode ocorrer o inverso, ou seja a pessoa tenta erguer um saco de 50 libras quando na verdade ele pesa apenas 10 libras. Neste caso o esforço supera o objetivo e o paciente responde com dor.

Se uma pessoa se lesar devido a uma reextensão defeituosa a partir da posição inclinada, em decorrência de uma das três causas citadas, ocorrem as seguintes condições nas unidades funcionais, provocando dor. Os músculos da região posterior da coluna vertebral são levados a se contrair excessivamente, encurtando abruptamente. Os músculos se inflamam e ficam doloridos. Esses músculos podem chegar ao espasmo, porque estão lesados, inflamados ou forçados. De fato, o espasmo é uma contração muscular sustentada que não relaxa.

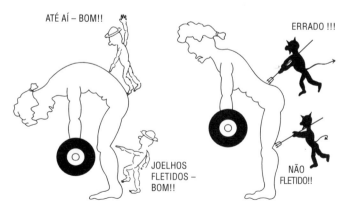

Figura 4.2 Flexão e levantamento incorretos. A recuperação da lordose lombar cedo demais no levantamento, sem fletir os joelhos, provoca dor.

N. da T. 1 polegada corresponde a 2,54 cm; 1 libra corresponde a 0,45392 kg.

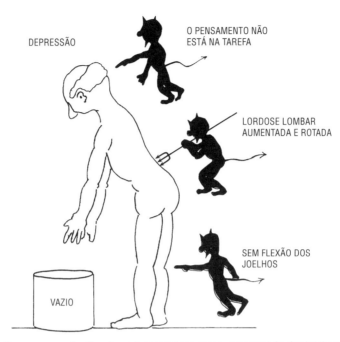

Figura 4.3 Distração que causa flexão e levantamento incorretos, provocando dor lombar.

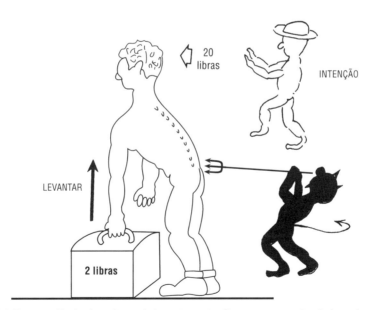

Figura 4.4 Erro no cálculo do esforço do levantamento. Se a pessoa pretende levantar um objeto que considera que pesa 20 libras, mas que pesa apenas 2 libras, ela *levanta demais*, o que provoca uma lesão na região lombar. O oposto, uma tentativa de erguer 2 libras quando de fato o peso é de 20 libras, também poderá provocar uma lesão devida a *levantamento a menos*.

Se ocorrer espasmo bilateral, isto é, em ambos os lados da coluna vertebral, esta permanece ereta; porém, quando a pessoa tenta se inclinar para a frente, os músculos não relaxam suficientemente para que a coluna vertebral se incline. Então a pessoa não só não consegue se inclinar para a frente como caminha e fica de pé com a coluna vertebral "rígida". Qualquer tentativa de movimento que precise que esses músculos contraídos relaxem é extremamente difícil e dolorosa.

Como os músculos estão em espasmo, é alterado todo o equilíbrio da coluna vertebral. Ficar de pé ou sentar é feito de maneira errada, pois os músculos e ligamentos que devem estar relaxados, para permitir uma boa postura de pé ou sentada, continuam encurtados.

Se apenas os músculos de um dos lados da coluna vertebral ficarem irritados e espasmódicos, a coluna será desviada para um lado. Quando vista de trás, a pessoa está torcida para a esquerda ou para a direita, dependendo do lado em que os músculos da região posterior da coluna vertebral estão espasmódicos.

Esta torção da coluna vertebral para um lado é chamada de *escoliose aguda*. Escoliose é uma curvatura lateral anormal da coluna vertebral. O paciente com espasmo apresenta-se ao examinador de forma rígida: é incapaz de se inclinar para a frente, virar para um lado, com a torção ficando mais acentuada a qualquer tentativa de se inclinar mais para a frente. A pessoa é incapaz de funcionar, incapaz de se inclinar e de sentar-se confortavelmente. Se for examinada naquele momento, os músculos estarão sensíveis e duros, podendo até mesmo apresentar nódulos. Esta dor e incapacidade lombar mecânica é resultado de inclinação para a frente e volta depois à posição ereta de maneira errada (Fig. 4.5).

DOR DECORRENTE DO BALANÇO
DA COLUNA AO LEVANTAR UM PESO

Uma pessoa que tenha se inclinado para a frente e voltado à posição ereta de maneira errada e que também tenha se inclinado para a frente e virado para a esquerda ou para a direita poderá, agora, apresentar um problema nas costas. Nessa condição, a região lombar pode ou não recuperar sua lordose muito rapidamente ao voltar à posição ereta, mas *não volta de sua posição rotada* de maneira adequada. Esta pessoa não desrota corretamente. A coluna vertebral não se moveu corretamente; lesando ou distendendo tecidos que provocam dor (Fig. 4.6).

A pessoa que se inclina para a frente e, ao mesmo tempo, rota inclinando-se para baixo para apanhar um objeto que está do lado do corpo e não na frente poderá "lançar as costas para fora" se recuperar a postura ereta de forma inadequada. Se a pessoa voltar à posição ereta sem desrotação simultânea apropriada, o dorso deforma-se, entrando em espasmo unilateral. A pessoa pára ou caminha um pouco inclinada para a frente e torcida para o lado. Torna-se impossível ficar totalmente ereto. A inclinação para a frente fica limitada, o mesmo acontecendo com a inclinação lateral. O paciente apresenta agora o que é chamada de *torsão lombossacra aguda* e *distensão* com *espasmo muscular*

Nesta condição, o mecanismo da produção da dor é a irritação dos tecidos que foi discutida como dor nos capítulos anteriores. Eles são os seguintes:

1. Os ligamentos foram estirados excessivamente, ficando dolorosos.
2. Os músculos são ou foram exigidos demais, reagindo com um espasmo. Podem ter se irritado devido ao excessivo alongamento sofrido.
3. As articulações facetárias foram aproximadas abruptamente quando a coluna vertebral foi reestendida e, estando "descentradas" da posição equilibrada, são "esmagadas" e, por isso, inflamadas.
4. Os forames da unidade funcional que se abriram em na posição fletida para a frente fecharam-se assimetricamente quando a coluna voltou a se estender.
5. Os nervos em sua passagem pelos forames são comprimidos no lado para o qual a coluna vertebral se inclina. Os forames se estreitam sobre o lado côncavo, quando comparados com o lado oposto.

Um bom exemplo desse tipo de manobra de levantamento anormal dolorosa é a pessoa que se inclina para a frente para erguer uma valise que está em um lado da linha média e deve ser levantada para inclinar para a frente e balançar para um lado.

Quando a pessoa vai para trás, levantando a valise ou a pasta sem assumir gradualmente a posição com a face para a frente, ela volta impropriamente à posição ereta, pressionando a musculatura da região posterior da coluna e provocando uma dor aguda.

Se a pessoa balanceia o bastante quando se inclinar para a frente e para um dos lados, são envolvidos não apenas as articulações, os músculos e os ligamentos, mas também podem se romper as fibras do anel do disco. Como foi estabelecido, as fibras anulares do disco permitem flexão e extensão, mas não rotação ou balanceio excessivos, senão poderão se romper. Como as fibras anulares da periferia do disco são sensíveis, pode ocorrer a dor, se elas se romperem.

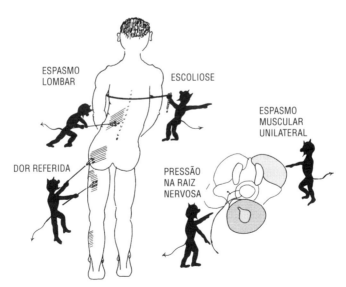

Figura 4.5 Escoliose aguda devida a espasmo muscular dorsal. Em um lado (mostrado na pequena figura à direita), o dorso é atraído para um lado da linha média, a qual é chamada de escoliose funcional. A coluna vertebral fica reta quando cessa o espasmo.

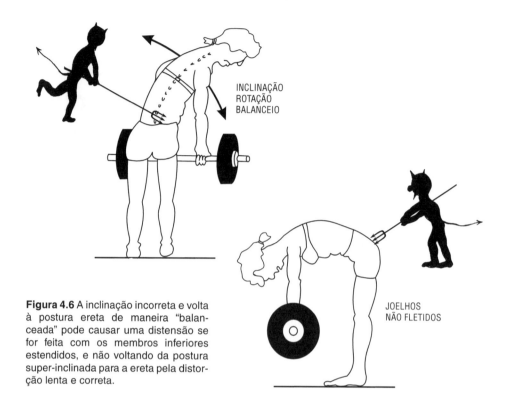

Figura 4.6 A inclinação incorreta e volta à postura ereta de maneira "balanceada" pode causar uma distensão se for feita com os membros inferiores estendidos, e não voltando da postura super-inclinada para a ereta pela distorção lenta e correta.

Não existe um teste específico conhecido pela ciência médica que determine o fato de que as fibras anulares tenham sido rompidas, em vez do envolvimento simplesmente dos ligamentos, músculos e articulações. Não há evidências de ruptura das fibras anulares ao raio X. Este diagnóstico é feito a partir do exame e da história.

A coluna vertebral normal e sua função foram agora totalmente avaliadas. Podemos voltar no próximo capítulo e discutir como pode ocorrer dor se a coluna vertebral for lesada, utilizada de maneira incorreta ou de algum modo danificada.

CAPÍTULO 5

Dor lombar devido a atividades pouco freqüentes

Pode ocorrer dor lombar devido a estresse da coluna vertebral produzido por atividades inócuas, como, por exemplo, espirrar, descer degraus ausentes e pisar em um buraco, entre outros. Atividades deste tipo colocam estresse mecânico sobre a coluna vertebral, que, naquele momento, poderá estar em posição inconveniente, como inclinada, torcida ou arqueada.

Um bom exemplo disso é o espirro. Uma pessoa espirra sem se dar conta de que isso irá ocorrer. Conseqüentemente, a pessoa poderá espirrar estando em posição ereta, inclinada ou torcida para um lado. O espirro faz com que os músculos do abdômen e das costas contraiam-se violentamente. A mesma coisa pode ocorrer com uma tosse. Essas contrações musculares podem pegar a região lombar despreparada, provocando dor (Fig. 5.1).

Uma pessoa pode descer uma escada esperando que cada degrau tenha aproximadamente 30 cm de altura, porém um dos degraus poderá estar faltando ou ser de altura diferente. Quando a pessoa chegar ao ponto onde falta o degrau – degraus à distância de 60 cm – isso afeta a região lombar, geralmente com uma hiperextensão abrupta, o que poderá provocar dor (Fig. 5.2).

Uma pessoa pode sentar-se em uma cadeira que se quebra, fazendo com que ela caia subitamente para trás. Isso poderá provocar dor lombar. Estes são exemplos de eventos inesperados que fazem com que a coluna despreparada tenha uma violenta contração muscular, impondo uma força mecânica aguda de compressão sobre a coluna lombar.

A PESSOA TENSA

A pessoa nervosa, tensa, cansada ou deprimida poderá fazer com muita freqüência movimentos e ações que pegam o corpo despreparado. Se ocorrerem episódios repetidos desse tipo, a região lombar pode se enfraquecer, ficando mais suscetível a pequenas lesões subseqüentes. Quando ocorrem atividades deste tipo, os músculos poderosos da região lombar agem a distâncias muito pequenas, com uma alta taxa de contração poderosa. Eles literalmente esmagam as articulações; tais articulações foram consideradas sensíveis e por isso ocorre inflamação devido a tal lesão.

O QUE É INFLAMAÇÃO?

Inflamação é um termo médico que não deve ser confundido com infecção. Não há micróbio, bactéria ou agente que cause essa inflamação. Inflamação é simplesmente a reação dos tecidos que foram exigidos demais.

Inflamação é uma lesão microscópica dos tecidos. Há edema imediato, pois o fluido acumula-se ao redor dos tecidos lesados. Simultaneamente, há hemorragia microscópica, pois os pequenos vasos sangüíneos, chamados de capilares, exsudam fluidos nos tecidos, causando edema. Pode ocorrer uma pequena hemorragia, invisível na superfície externa da pele e não vista pelo paciente nem pelo examinador. Quando esses tecidos se irritam devido à inflamação, os músculos ao seu redor entram imediatamente em espasmo protetor.

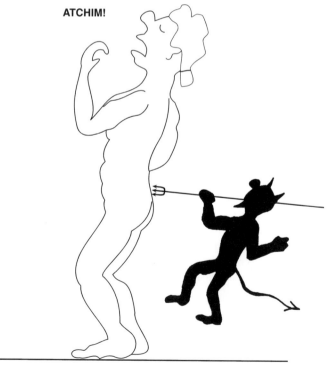

Figura 5.1 Um espirro pode romper o equilíbrio de uma coluna.

ESPASMO: ELE É PROTETOR?

O espasmo protetor é uma tentativa da natureza para impedir que uma parte se mova ou seja movida porque os tecidos foram lesados. Conseqüentemente, até que os tecidos lesados não estejam mais inflamados, com muita frequência os músculos podem continuar espásticos.

O ESPASMO PROVOCA DOR?

O espasmo protetor pode se tornar inadvertidamente uma fonte de mais inflamação e dor. O espasmo faz isso pressionando os tecidos lesados, favorecendo um maior acúmulo de fluidos. Ainda mais importante, o espasmo, por impedir o movimento, não permite a remoção do fluido formado pelos mecanismos normais do corpo. Desta forma se estabelece um ciclo vicioso. Trauma, lesão, estresse dos tecidos, rupturas microscópicas, edema, fluido e até mesmo hemorragia microscópica, espasmoprotetor – o ciclo continua com dor e eventualmente limitação. Esses tecidos lesados provocam uma limitação do movimento, causada não apenas pelos músculos que ficam espásticos, mas também por sua incapacidade de se relaxar após sofrerem espasmo.

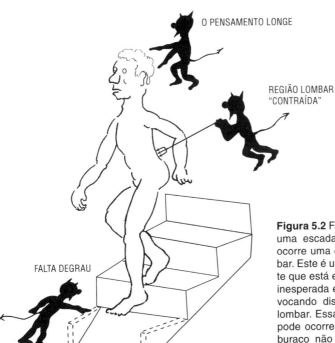

Figura 5.2 Falta de degrau. Ao descer uma escada onde falta um degrau, ocorre uma contração da região lombar. Este é um outro exemplo da mente que está em uma "tarefa" e a tarefa inesperada e errada é realizada, provocando distensão/torção da região lombar. Essa lesão da coluna lombar pode ocorrer devido à queda em um buraco não visto, à descida de um meio-fio de altura inesperada e outras situações semelhantes.

Como já se afirmou no primeiro capítulo, os músculos da região lombar devem relaxar, alongar e estirar gradualmente, permitindo que a região lombar se incline. Eles também devem se encurtar lenta, gradual e suavemente para fazer a região lombar voltar à posição ereta. Se a região lombar tiver sido irritada, os pontos do tecido mais freqüentes, já citados no Capítulo 1, inflamam-se. Os músculos tornam-se espásticos para evitar que essas partes movam-se até que ocorra a cicatrização. Quando o paciente tenta se inclinar, balancear, girar ou até mesmo sentar-se, esses músculos não se alongam (relaxam). Portanto, a região lombar fica mais dolorosa e com os movimentos limitados. A dor leva à deficiência e esta pode levar à incapacitação.

Se os tecidos inflamados forem tratados de maneira adequada, a condição será reconhecida e identificada a fase exata do ciclo vicioso, da seguinte maneira:

1. Em primeiro lugar, a dor deve-se à inflamação dos tecidos.
2. A dor secundária deve-se ao espasmo protetor.
3. O espasmo protetor, por sua vez, produz um aumento terciário da inflamação.

O objetivo do tratamento, após um exame adequado, é romper este ciclo. O tratamento será discutido em pormenor em um capítulo subseqüente, mas basta dizer que a perfeita compreensão de todas estas condições é vital não apenas para o paciente como também para o terapeuta, médico ou enfermeira que entrar no quadro de lesão da região lombar.

É evidente, portanto, que a dor lombar pode ocorrer por mau uso, como inclinação inadequada; reextensão inadequada a partir da posição inclinada até a ereta; levantamento impróprio; balanceio inesperado e súbito; algum movimento abrupto devido a um tropeção; um passo dentro de um buraco ou um espirro. Tudo isso pode causar dor lombar. São importantes tanto a prevenção quanto o tratamento da condição aguda, o que será discutido nos capítulos seguintes. A dor precisa ser esclarecida para reduzir os sintomas, mas também para evitar sua recorrência.

CAPÍTULO 6

Dor lombar com dor nos membros inferiores: ruptura de disco

Se o disco se abaula, rompe-se, desliza ou hernia, seja qualquer for o termo empregado, o núcleo ou se rompe saindo de seu continente anular ou empurra as fibras anulares remanescentes para fora do canal espinhal ou para dentro do forame intervertebral.

Existem vários termos para descrever a ocorrência e todos podem ser aceitos. O importante é o conceito e a compreensão do que está acontecendo. Conforme foi estabelecido nos primeiros capítulos, o núcleo está submetido a uma grande pressão, preso entre as placas terminais opostas das vértebras e cercado pelas fibras anulares. Se as fibras se romperem, a pressão dentro do núcleo exerce uma força, tentando libertar o núcleo. Como o núcleo não pode passar pelas placas terminais, ele força seu caminho para a periferia (Fig. 6.1).

Se o núcleo atingir o conteúdo do canal espinhal ou o forame intervertebral, ocorre pressão e irritação dos tecidos ali contidos, provocando dor e incapacitação.

Como o ligamento longitudinal posterior passa pela frente do canal espinhal, é essencialmente a camada mais externa do anel, e como ela é sensível, *poderá provocar dor lombar.* Dentro do forame intervertebral estão as raízes nervosas que têm dois ramos – um para a região lombar e outro maior para vários aspectos do membro inferior, pé, tornozelo e artelhos. A dor deve-se à pressão sobre os tecidos, sendo sentida na área para onde vão os nervos irritados.

A dor no membro inferior, que acompanha e é considerada relacionada com a lesão lombar, pode ser sentida na parte anterior ou posterior da coxa ou abaixo do joelho, na área da panturrilha ou no tornozelo.

A exata distribuição desse plano descrito pelo paciente é de grande valor para auxiliar o médico durante o exame para determinar onde, em que intensidade e em que nível (unidade funcional) da coluna lombar o nervo foi irritado (Fig. 6.2).

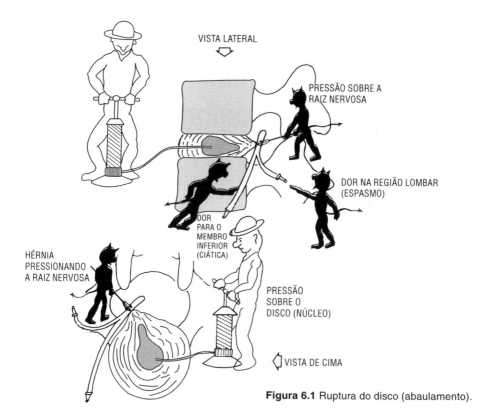

Figura 6.1 Ruptura do disco (abaulamento).

CIÁTICA

Um paciente pode sentir dor no membro inferior que tem origem na coluna lombar, sem dor na região lombar, ou pode sentir as duas, dor na região lombar e no membro inferior. Os médicos chamam de *ciática* a dor no membro inferior originada nas costas.

O QUE É DOR RADICULAR?

Considera-se a ciática, isto é, a dor no nervo ciático, como resultante da irritação ou inflamação das raízes nervosas. As raízes nervosas que emergem dos forames são também conhecidas como radículas; portanto, a dor radicular é a dor que se irradia desde a região lombar até sua distribuição nos membros inferiores.

Na radiculite, que é definida como inflamação da radícula ou raiz nervosa, o que foi irritado é a raiz nervosa. O paciente apresenta sintomas na perna – no trajeto do nervo.

Esta dor pode ser descrita de diversas formas. Ela pode ser sentida como pontada, sensação de queimadura ou dor no membro inferior na distribuição da raiz nervosa específica.

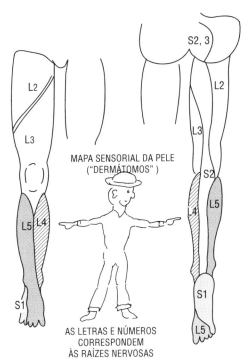

Figura 6.2 Território do membro inferior inervado por uma raiz nervosa específica. O paciente aponta onde sente dor ou dormência na perna. O examinador também poderá observar a especificidade da raiz.

DERMÁTOMOS: O MAPA CUTÂNEO DOS NERVOS

A distribuição das raízes nervosas no membro inferior é bastante específica. A dor pode ser sentida na região das nádegas, na parte detrás da coxa, na área externa da coxa e também no joelho ou até mesmo abaixo dele, nos tornozelos e artelhos (Fig. 6.3).

O paciente poderá fornecer informações descrevendo a sensação de dor ou desconforto na região da coxa, perna ou pé, ou o médico terá de obter essas informações fazendo perguntas.

MECANISMO DA DOR

Freqüentemente, a dor é sentida apenas em alguns movimentos, ou em certas posições que o paciente assume. É importante observar cuidadosamente tais posições para compreender o mecanismo pelo qual os nervos são irritados. A história relatada pelo paciente irá determinar se esses movimentos foram a causa inicial ou se são responsáveis diretamente pela irritação da raiz nervosa.

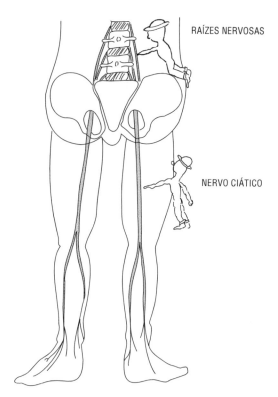

Figura 6.3 Nervo ciático. Muitas raízes emergem dos forames da coluna lombar reagrupando-se para formar um grande nervo comum: o ciático, que desce pela parte posterior do membro inferior, ramificando-se em nervos para diversos músculos e "dermátomos" (ver Fig. 6.2).

RAÍZES DO NERVO CIÁTICO

O nervo ciático é composto principalmente de duas raízes nervosas (Fig. 6.4), chamadas de raízes quinta lombar e primeira sacra. Elas são raízes nervosas que inervam a parte posterior da coxa, as nádegas, a parte externa da coxa, a panturrilha, o tornozelo e os artelhos.

O quinto nervo lombar (L5) sai da coluna vertebral pelo forame situado entre a quarta e a quinta vértebras lombares. A primeira raiz nervosa sacra (S1) sai abaixo da quinta vértebra, no espaço entre ela e a primeira vértebra sacra ou o sacro (Fig. 6.4). Esses forames podem ser revistos nos desenhos da coluna vertebral do primeiro capítulo (ver Figs. 2.3 e 2.4).

Tais raízes nervosas, como é mostrado na Fig. 2.4, têm dois ramos, um dirigindo-se para o membro inferior e o outro para os músculos da região lombar. Portanto, a irritação desses nervos pode provocar dor no membro inferior, além de dor e espasmo nos músculos lombares.

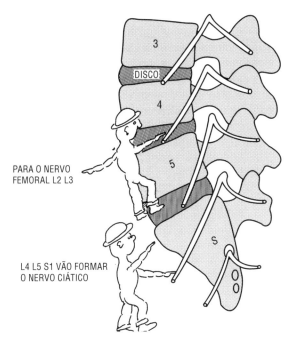

Figura 6.4 Raízes do nervo ciático. O quarto e o quinto nervos lombares, além do nervo sacro formam o nervo ciático. Esse nervo dirige-se para baixo, para a parte posterior do membro inferior até o pé e os artelhos. O segundo e o terceiro nervos lombares *não* se dirigem para o nervo ciático. Emergem, formando o nervo femoral, que se dirige para baixo, para a *frente* da coxa até os músculos da coxa.

Esses nervos têm função motora e sensorial. As raízes nervosas, que são motoras, dirigem-se para os músculos específicos do membro inferior. A raiz S1 dirige-se para os músculos da panturrilha, permitindo que a pessoa levante-se sobre os artelhos. A raiz L5 vai para o músculo da parte anterior do membro inferior (músculo tibial anterior) que eleva o pé e o tornozelo. Este músculo permite que o pé saia do solo quando se caminha e também que se caminhe sobre os calcanhares. Os músculos controlados pela L5 eleva o hálux (extensor longo do hálux), como é mostrado na Fig. 6.5. Os nervos L3 e L4 dirigem-se para os músculos da coxa, os quais se estendem até o joelho, permitindo que a pessoa se ajoelhe, faça uma flexão acentuada do joelho, levante-se da posição sentada, suba ou desça degraus e se acocore. Estes nervos permitem que o paciente caminhe, corra, salte e assim por diante, pois eles controlam os músculos que realizam tais atividades.

Essas raízes nervosas também têm função sensorial, pois transportam as sensações dos tecidos dos membros inferiores e do dorso. Transportam a sensação de tato, calor e frio e também, infelizmente, as de dor. A irritação das raízes nervosas, portanto, pode produzir dor pela simples iritação da parte sensorial dos nervos ou provocar o entorpecimento de determinada parte do membro inferior que recebe seu suprimento nervoso dessa raiz. A sensação de entorpecimento pode ser simplesmente falta de sensação ou pode ser descrita pelo paciente como uma sensação de formigamento, dor ou queimadura.

PRESSÃO NO NERVO

A pressão ou tração aguda sobre uma raiz nervosa pode provocar dor sem entorpecimento. A irritação aguda ou breve de uma raiz nervosa pode provocar uma sensação pouco comum, descrita pelo paciente como de formigamento, dor ou queimadura. Muitas vezes, a pressão ou tração mais prolongada ou a irritação mais intensa poderá produzir entorpecimento. Portanto, o entorpecimento que substitui a dor na distribuição do nervo não indica melhora, mas uma irritação mais grave do nervo.

O paciente pode indicar o entorpecimento que é descrito como uma sensação, mostrando a região do membro inferior onde a está sentindo. O médico confirma a área específica do entorpecimento batendo na pele com o dedo, com um alfinete ou um pedaço de algodão. Isso determina se a pele é sensível em todas essas áreas.

Cada área específica da pele dos membros inferiores é controlada e suprida por uma determinada raiz nervosa. Essas áreas muito específicas podem ser, portanto, chamadas pelo paciente de pontos de dor ou de entorpecimento e confirmadas pelo exame médico como áreas de alterações da sensibilidade tanto para a luz como para o alfinete (ver Fig. 6.2). Elas são chamadas freqüentemente de áreas de irritação da raiz.

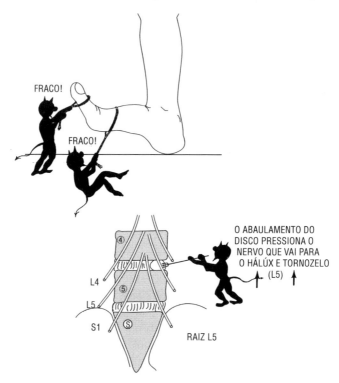

Figura 6.5 Quinto nervo lombar. A raiz do quinto nervo lombar desce até o membro inferior fazendo com que os músculos "levantem" o pé e o hálux. Se o nervo tiver sido lesado por um disco (ou tumor ou esporão artrítico), o paciente irá arrastar o pé.

O comprometimento da parte motora da raiz nervosa pode levar ao enfraquecimento ou à paralisia dos músculos servidos por determinadas raízes nervosas. O paciente pode se queixar de fraqueza, porém, geralmente, descreve tal fraqueza como uma perda de função. O paciente poderá se queixar de que está arrastando o pé, de que não pode correr nem ficar na ponta dos artelhos ou de claudicar. A raiz nervosa que provoca a fraqueza pode por sua vez, provocar alteração funcional, assim localizando a raiz nervosa envolvida.

REFLEXOS: MOVIMENTOS ABRUPTOS E PROFUNDOS DO TENDÃO

Os músculos funcionam porque estão ligados a um osso por um tendão. Essa unidade músculo-tendão traciona o osso, fazendo com que este se mova na articulação. Um músculo dobra a articulação do joelho porque está ligado aos dois ossos que formam esta articulação. Um músculo e seu tendão inserem-se no osso do membro inferior para estender o joelho. Um músculo e seu tendão inserem-se da perna ao calcanhar para mover o pé na direção necessária para se erguer sobre os artelhos.

Cada músculo que é conectado a um tendão tem um nervo específico para supri-lo. Portanto, cada tendão também se relaciona com determinado nervo. Bater em um tendão, como o médico faz com um martelo de borracha, provoca a súbita extensão desse tendão. A resposta a este estiramento súbito do tendão faz com que o músculo se encurte abruptamente. Tal reação constitui um reflexo do tendão (Fig. 6.6). O tendão reflete, demonstrando que o músculo é capaz de reagir quando alongado. Isto implica que o músculo tem um suprimento nervoso funcional.

O tendão dos músculos da coxa que se insere sob o membro inferior, abaixo da rótula evoca um reflexo conhecido como reflexo rotuliano. Esta é a resposta reflexa da batida no tendão abaixo da rótula. O reflexo ao nível do joelho testa os músculos da parte anterior da coxa e suas raízes nervosas L3-L4.

O tendão atrás da perna, no tornozelo, é responsável pelo reflexo do tornozelo. Este é o tendão de Aquiles dos músculos da panturrilha, que são servidos pela raiz nervosa S1. A perda desse reflexo indica que a raiz nervosa S1 não está funcionando.

O reflexo do joelho e o reflexo do tornozelo são testados rotineiramente para determinar a integridade das raízes nervosas L3-L4, e S1. Não existe reflexo para o teste L5, pois os músculos inervados por essa raiz *não* têm tendão específico.

Onde o paciente sente dor ou entorpecimento é, portanto, de valor definitivo, pois indica o local da lesão ou a inflamação na coluna vertebral. A força, a falta de força ou a fadiga de um músculo implica determinada raiz nervosa.

A capacidade de se levantar ou descer sobre os artelhos é função do músculo da panturrilha, a qual, por sua vez, é função da raiz nervosa S1. A capacidade de levantar os artelhos, tirando-os do chão enquanto caminha para não arrastar o pé ao caminhar é função de L5. O reflexo do joelho testa L2 e o reflexo do tornozelo testa a raiz nervosa S1. O paciente queixa-se inadvertida ou intencionalmente deles, podendo ou não perceber que essa dor, perda de sensação ou de controle motor vem da região lombar devido ao envolvimento de determinadas raízes nervosas.

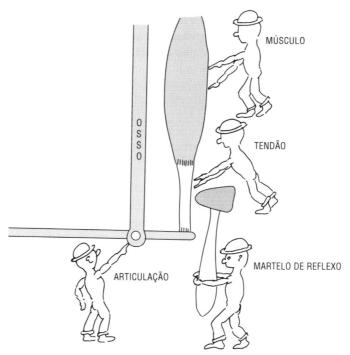

Figura 6.6 Reflexo tendinoso. Bater em um tendão, como na figura, com o martelo de reflexos faz com que o músculo contraia-se ("contração"), caso o suprimento nervoso estiver intato.

TESTE DE LASEGUE: TESTE DE ELEVAÇÃO DA PERNA RETA (TEPR)

Uma das condições dolorosas de que os pacientes freqüentemente se queixam e que os médicos testam é a ciática provocada pelo alongamento do nervo ciático. Esta reação dolorosa ao TEPR ocorre porque o nervo ciático atrás da coxa que desce para a perna não pode ser alongado sem provocar dor, pois foi irritado. O nervo é estirado pela flexão da perna no quadril com o joelho reto (Fig. 6.7).

Normalmente, neste movimento, o nervo ciático tem flexibilidade suficiente para se estender sem dor. Se o nervo estiver irritado ou tiver sido alongado anormalmente ele não poderá se estender mais sem causar dor. A inclinação da perna no quadril com o joelho estendido provocá dor, se o nervo estiver irritado. Esse teste, que indica irritação do nervo, é chamado de teste da perna reta positivo e foi descrito inicialmente pelo médico francês Lasegue, do qual leva o nome. O teste de Lasegue é positivo se a elevação da perna reta provocar dor.

O nervo ciático é alongado quando a pessoa fica de pé e se inclina para tocar o chão sem dobrar o joelho. Neste movimento, o quadril também se inclina, estendendo as raízes do nervo ciático. É por isso que os pacientes com ciática sentem dor no membro inferior quando tentam se inclinar para a frente para tocar o solo ou pegar objetos. Sentem dor quando elevam a perna reta deitados ou quando estendem o joellho horizontalmente sentados (ver Fig. 6.7). Todos estes são testes que provocam dor pelo alongamento do nervo ciático.

TEPR positivo

Um médico que refere um teste positivo de elevação da perna reta indica que o nervo que está sendo estendido na elevação da perna reta está inflamado ou resiste a ser alongado.

ESPASMO NA REGIÃO LOMBAR ASSOCIADO À CIÁTICA

A natureza sempre responde a um tecido doloroso inflamado impedindo que ele seja alongado. Por isso, os músculos dos membros inferiores entram em espasmo impedindo o levantamento da perna ou a flexão do quadril. Os músculos da região lombar também ficam espasmódicos, impedindo que a coluna lombar se incline, o que também estira o nervo. Fica bastante claro o quadro do paciente com ciática.

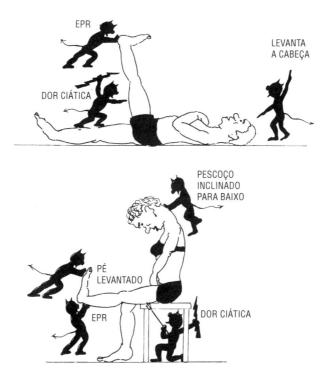

Figura 6.7 O teste de elevação da perna reta (TEPR) é feito com o paciente deitado ou sentado. Se a dor for provocada pela elevação da perna reta, agravando-se quando se coloca o queixo no peito, as raízes do nervo ciático estão irritadas.

ESCOLIOSE ANTÁLGICA DEVIDO À CIÁTICA

Nesta condição, a região lombar não se inclina (Fig. 6.8). Ela também pode se virar para um lado, pois as raízes nervosas irritadas saem para o lado esquerdo ou para o lado direito (ver Fig. 4.5). A perna não se dobra para a frente no quadril e por isso não permite que o paciente incline-se quando a perna está reta. Torna-se evidente o mecanismo da ciática.

Pode haver irritação, compressão ou inflamação da raiz nervosa em qualquer ponto da distribuição do nervo, desde a medula espinhal, onde começa, passando pelos forames intervertebrais onde sai do canal espinhal, ou em sua distribuição pelo membro das nádegas até os tornozelos e artelhos. A principal decisão do médico ao examinar um paciente com essa queixa é determinar onde e por que o nervo está irritado, em que tecidos e o que se deve fazer para eliminar ou reduzir a dor, evitando, assim, uma maior perda funcional desse nervo em particular.

No paciente com dor tipo ciática, a não ser que o ramo da raiz que vai do forame aos tecidos do dorso estiver particularmente envolvido, não haverá dor na região lombar, mas apenas no membro inferior. A dor no membro inferior indica irritação do ramo longo da raiz nervosa (ver Fig. 6.4). Se ambos os ramos, o que desce pela perna e o que vai para a região lombar, estiverem inflamados em todo o seu percurso, o paciente irá sentir lombalgia e dor no membro inferior.

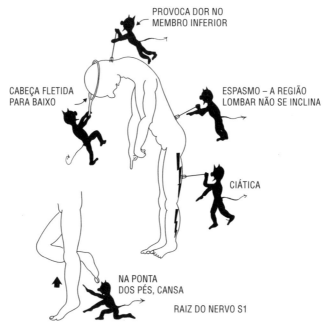

Figura 6.8 Padrão de limitação da flexibilidade e de dor na ruptura de disco. A região lombar fica "rígida", não se inclina e fica reta. Ocorre dor no membro inferior quando tenta se inclinar para a frente, a qual se agrava com a inclinação do pescoço. Se houver envolvimento da raiz S1, poderá haver dificuldade em se levantar ou abaixar-se nos artelhos.

RADICULITE DO NERVO FEMORAL

Saem do canal espinhal, dirigindo-se para os membros inferiores outros nervos além do L5 e S1. Os nervos acima de L5 são chamados de L4, L3 e L2. Também saem da coluna vertebral descendo para o membro inferior (ver Fig. 6.4). No entanto, seu percurso para o membro inferior é diferente. Esses nervos (L2, L3 e L4) não se dirigem para baixo e para trás da perna, na panturrilha. Em vez disso vão para a frente do membro inferior, para os músculos do joelho e da coxa.

Em virtude de sua distribuição específica, caso esses nervos sejam irritados, podem provocar fraqueza dos músculos da coxa, o qual pode tornar difícil para o paciente fazer uma flexão acentuada do joelho, subir e descer escadas ou sentar-se ou levantar de uma cadeira.

A alteração do reflexo poderá não ser a falta de reflexo do tornozelo no exame médico. Neste caso, o reflexo do joelho poderá estar diminuído. O reflexo é provocado por batidas no tendão na parte anterior da perna, abaixo da rótula.

A sensação cutânea desses nervos não ocorre nas nádegas, na parte posterior da coxa, nem na panturrilha. Há principalmente um pouco de dor, sensibilidade ou dormência na parte anterior da coxa e na região do joelho (ver Fig. 6.2).

Esses nervos não se estendem quando o membro inferior fica reto, e por isso não se considera anormal o teste de levantamento da perna reta. Com esses nervos irritados é possível fazer um teste de dor com o alongamento semelhante ao teste de elevação da perna reta das raízes nervosas inferiores. Quando o nervo passa sob a parte anterior da perna, testa-se o paciente na posição pronada (Fig. 6.9). Nessa posição deitada sobre o estômago com o membro inferior estendido no quadril, o calcanhar é levado até as nádegas. Enquanto com o membro inferior *normal* (não afetado), o calcanhar desse pé se irá aproximar das nádegas sem dor, no lado afetado o joelho terá sua flexão limitada, sentindo-se a dor na parte anterior da coxa.

ESCOLIOSE AGUDA DECORRENTE DE PRESSÃO DA RAIZ NERVOSA

Independentemente do nível de irritação da raiz nervosa (L5 ou S1 com TEPR positivo ou L3-L4 com dor pelo alongamento do nervo femoral), as raízes que vão para a região lombar podem ser irritadas provocando espasmo muscular. Isso é verdade na hérnia de disco lombar ou em qualquer condição que irrite a raiz nervosa quando ela passa pelo forame. O espasmo dos músculos lombares daí decorrente pode impedir a flexão da região lombar. Se o espasmo for unilateral, poderá ocorrer escoliose (ver Fig. 4.5).

Podem ser feitos vários testes se persistir a sensação de dor, dormência e fraqueza, ou se a condição não responder ao tratamento. Esses testes são realizados para determinar *qual* a causa da pressão sobre o nervo. Eles também irão esclarecer *onde*, em qual unidade funcional e o nível da pressão.

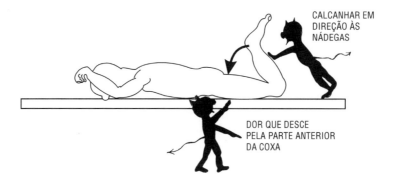

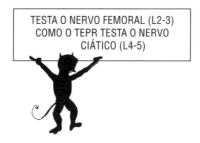

Figura 6.9 Teste do alongamento do nervo femoral.

CAPÍTULO 7

O exame médico

Em medicina, *história* é o termo empregado para o esclarecimento feito pelo paciente ao médico sobre os eventos relacionados com o problema. Neste caso, o problema é a dor lombar.

O esclarecimento geralmente é constituído por uma seqüência de eventos relatada pelo paciente. Muitas vezes, isso é orientado pelo médico, de tal modo que são descobertos todos os fatores pertinentes. Sem orientação, o paciente não poderá fazer certas descobertas, pois não as considera importantes ou relacionadas. No entanto, tais descobertas podem ser muito relevantes para o médico.

Geralmente, ocorre uma sessão de perguntas e respostas entre o paciente e o médico ou entre um parente do paciente (esposa ou pai) e o médico.

O QUE É IMPORTANTE?

O local da dor indica a região dos tecidos da coluna vertebral envolvidos. O local pode ser indicado pelo paciente apontando-o ou dando uma descrição verbal do local. A região lombar poderá ser tudo o que é especificado, mas é preciso esclarecer *em que parte* da coluna lombar. O local deve ser indicado precisamente na área lombossacra. Ele pode abranger toda a região lombar. O local da dor poderá ser na coluna dorsal ou mais alto, na caixa torácica. As palavras que o paciente usa – como "meus quadris", "meus rins" ou "meu disco" – são por si sós inespecíficas, exigindo maiores esclarecimentos por meio das perguntas do médico.

COMO A DOR COMEÇOU?

O início da dor aponta a ação que a provocou, podendo finalmente indicar a *posição ou o movimento que a causou, causa ou a agrava*. Pelo conhecimento da mecânica da coluna lombossacra, poderá ser indicado o movimento da coluna vertebral que causou a dor. Por exemplo, *a posição de pé*, que precisa suporte de peso com a lordose lombar normal, pode reduzir a dor provocada pelo sentar-se ou inclinar-se. Sentar flete a coluna lombar e, portanto, alonga os músculos e ligamentos lombares. Esses tecidos são sabidamente sensíveis e, quando esticados, provocam dor. A história, relatada ou respondida a um questionário cuidadoso, revela os movimentos ou posturas específicas que provocam a dor.

Pode-se determinar o começo da dor pelas seguintes perguntas: A dor manifestou-se apenas pela inclinação ou pelo levantamento? O objeto levantado era pesado, volumoso ou desajeitado? O objeto foi levantado diretamente na frente ou ao lado da pessoa, fazendo com que o dorso balaceie ou se vire? A pessoa escorregou enquanto erguia? A pessoa conhecia o tamanho e o peso do objeto a ser levantado e a altura que precisava colocá-lo?

A pessoa estava cansada, aborrecida, zangada, impaciente ou deprimida *no momento de levantar ou de se inclinar?* Não é significativo revelar se a pessoa estava de alguma dessas formas no momento do exame, mas que esta condição *existia no momento de levantar ou de se inclinar.*

A ação que deu início à lesão foi um esforço único ou uma das muitas repetições que poderiam ter causado fadiga, fastio ou distração temporária?

Podem-se relatar todos estes e muitos outros exemplos semelhantes, Isso é chamado de *doença atual*: a história da queixa corrente.

DESCREVA A DOR

Todas as sensações possuem qualidade, descrição ou característica. A dor é uma sensação subjetiva que pode indicar ao médico em que tecido provavelmente a dor está ocorrendo. Uma dor localizada pode ser muscular ou ligamentosa. A queimadura pode envolver a fáscia ou o nervo. Freqüentemente a irritabilidade é muscular. A ferroada pode ser ligamentosa. O formigamento e a dor em pontada podem ser uma sensação nervosa.

Nenhum termo aplica-se necessariamente a um determinado tecido em todos os pacientes, mas indicam a direção de novos estudos.

Intensidade da dor. Quão forte ela é? Esta é uma medida qualitativa da dor que somente o paciente poderá determinar.

É leve ou intensa? Suportável, importuna ou excruciante? Intolerável ou surda? Esses termos podem indicar a gravidade da lesão do tecido ou indicar a tolerância do paciente à dor.

Estudos recentes da dor crônica feitos por especialistas nesta área estabeleceram o valor psicológico dos termos específicos aplicados à sensação dolorosa. O uso de determinados termos alerta o médico arguto sobre a forma de pensar e o significado psicológico da dor de que o paciente se queixa. São termos tais como devastadora, esmagadora, assassina, intolerável, destruidora, desmoralizante e assim por diante. Um médico de família que conheça o paciente e seja seu confidente é sempre mais capaz de avaliar o estado psicológico da pessoa que fornece a história.

ONDE É A DOR?

A pessoa que sente a dor pode indicar o local da mesma, mostrando sua localização ou até mesmo indicando o órgão de onde ela se originou: "Na minha região lombar", "Em meu quadril", "Em minhas nádegas", "Em meu nervo ciático". Esses termos são usados com freqüência, indicando ao médico os tecidos a investigar.

Vários médicos pedem que o paciente desenhe a área ou o local da dor. Desenhos de frente e de costas da pessoa permitem que ela mostre com X, sombreados, traços, círculos ou outras formas onde a dor é sentida. Esses desenhos ajudam o examinador, que conhece bem e precisamente a anatomia e o trajeto do nervo, a determinar exatamente os tecidos envolvidos ou a suspeitar de exagero, imaginação ou até mesmo de burla por parte do paciente.

QUANDO OCORRE A DOR?

A resposta a esta pergunta pode ser um dos aspectos mais informativos da história. O movimento ou a posição que provoca a dor descreve o preciso movimento da coluna vertebral e por que está irritado o tecido da unidade funcional. Para refrescar a memória do leitor, a unidade funcional é constituída por duas vértebras, pelo disco e pelos vários tecidos nos quais pode ocorrer a dor. Isso já foi totalmente descrito e ilustrado nos primeiros capítulos e podem ser revistos.

A dor postural é observada depois de longos períodos em posição ereta ou sentada. A dor com o movimento relaciona-se com a inclinação, o balanceio ou o levantamento, mas também com o caminhar, o correr, o alcançar acima da cabeça, o empurrar ou o puxar, ocorrendo a queixa quando se exercem certas atividades, como arrumar a cama, passar o aspirador, passar roupas a ferro e manter relações sexuais.

A dor manifesta-se depois de se erguer de uma posição muito inclinada? Deitar em determinada posição provoca ou alivia a dor? Deitar sobre o ventre aumenta a lordose lombar, podendo provocar dor na região lombar, que é aliviada com a mudança de posição, que reduz a lordose, como deitar de lado com os joelhos e quadris fletidos na chamada posição fetal. Contudo, a postura inclinada prolongada pode provocar dor. Sentar-se por muito tempo em uma cadeira macia pode provocar este tipo de dor, indicando a flexão como causa.

Deve-se saber que não são necessárias lesões graves para provocar dor intensa em uma pessoa deprimida ou assustada. A dor pode ser incapacitante, pois impede que a pessoa realize as atividades indesejadas, mas também pode ser conveniente, pois permite evitar atividades não desejadas. Essas reações podem não ser intencionais ou conscientes, embora influenciem na intensidade e na gravidade da dor.

QUE TRATAMENTO FOI TENTADO?

O paciente foi examinado, tratado e informado a respeito da causa e da razão do tratamento? Muitos pacientes são submetidos a exames superficiais, não esclarecedores, aos quais é dado um *rótulo* sem significado do que está errado. Muitos deles recebem tratamento sem saber por que, qual a intenção ou o que se espera dele.

Quais as posições recomendadas como desejáveis e quais devem ser evitadas? Que exercícios foram recomendados e foram eles feitos correta e conscientemente? Que medicamentos foram experimentados e quais seus efeitos? Esse medicamentos apresentaram efeitos colaterais?

Na análise final, o paciente informa o médico, o qual, por sua vez, deve assimilar os fatos relatados e oferecer respostas a perguntas específicas. Finalmente, o médico deve *ensinar* o paciente a respeito dos problemas lombares. *O médico deve ser em primeiro lugar um professor e em segundo um terapeuta.* Somente um estudante informado poderá compreeender a causa, o efeito e a base dos sintomas e sua melhora.

OBSERVAÇÃO

O médico aprende observando a postura, os movimentos e a atitude do paciente. A postura revela vários possíveis fatores que poderão estar relacionados com a causa da dor.

Há traços familiares, como arredondamento da parte superior da coluna dorsal, que po-dem ser revelados olhando-se os outros membros da família. Também se pode observar e considerar normal uma curvatura da região lombar. Os indivíduos da raça negra apresentam uma lordose acentuada que não é necessariamente dolorosa ou incapacitante.

Os maneirismos do paciente são enganosos. Eles retratam a sensação do paciente transmitindo ao observador aquilo que o indivíduo consciente ou inconscientemente deseja representar. A dor intensa é claramente intensa. O movimento é claramente limitado e doloroso. Sentar-se dói, ficar de pé dói ou inclinar-se dói. A mão do paciente é colocada com freqüência no local da dor.

A linguagem corporal tornou-se uma ciência aceita, na qual as sensações internas do paciente são claramente indicadas na postura, no movimento ou na expressão facial. Isso se torna evidente no indivíduo com dor lombar. A postura assumida, os movimentos evitados e as caretas e expressões faciais indicam de forma clara a gravidade, a intensidade da incapacitação e o medo das conseqüências do movimento ou da postura.

A descrição visual da dor e da incapacidade podem ser os únicos sinais de deficiência. As outras coisas da história e do exame podem ser normais ou pelo menos não reveladoras. O movimento do paciente revela incapacidade de se inclinar, virar-se para a esquerda, sentar-se ou deitar-se. Observando isso no paciente que sabe ou não que está sendo observado, revela nesse momento muita coisa a seu respeito.

Como será discutido nos capítulos sobre Fatores psicológicos na dor lombar (Capítulo 12) e Dor crônica (Capítulo 13), é preciso distinguir entre o que o paciente revela inconscientemente ou deseja referir conscientemente. O primeiro é uma contribuição para estimar a recuperação, enquanto que o segundo poderá retratar um fracasso inevitável de qualquer programa de tratamento.

EXAME ESPECÍFICO

Postura

A pessoa deve ser avaliada em posição ereta, vista de lado e de trás. A postura deve ser observada com o paciente sabendo que está sendo observado, pois esta é a postura considerada *pelo paciente* como correta ou causadora da dor. A postura *não adotada* conscientemente é mais significativa.

Uma postura pode provocar dor?

A lordose excessiva observada pelo médico poderá provocar mais desconforto quando acentuada pelo examinador. Aumentar manualmente a lordose poderá agravar a dor, enquanto que sua redução poderá diminuí-la. O efeito contrário também é revelador, ou seja, o aumento da lordose poderá reduzir a dor e sua redução poderá agravá-la.

O aumento da lordose com inclinação simultânea para o lado poderá aumentar a dor. Colocando a unidade funcional nesta posição é evidente que as articulações facetárias atrás dos corpos vertebrais ficam mais próximas.

Ao se arquear para trás e se inclinar para a esquerda, as articulações facetárias do lado esquerdo ficam mais próximas e as facetas do lado direito mais afastadas. Se as facetas estiverem lesadas, desgastadas ou inflamadas quando forem aproximadas e tornadas suporte de peso, elas podem provocar dor lombar. Ao se inclinar para trás e para a esquerda, o forame esquerdo fecha-se, podendo comprimir as raízes nervosas. Pode ocorrer dor no dorso ou no membro inferior no lado da inclinação. O movimento que provoca dor esclarece o fator que provoca a dor lombar e/ou no membro inferior (Fig. 7.1).

Flexibilidade

Quando o paciente inclina-se para a frente, a região lombar vai da lordose à posição totalmente fletida para a frente. Isso exige a flexão de cada unidade funcional (8 a 10 graus). A flexão total indica relaxamento e flexibilidade dos músculos e elasticidade dos ligamentos, fáscia e ligamentos longitudinais.

De que modo a região lombar inclina-se é mais importante do que *o quão longe* ele se inclina, conforme geralmente é indicado pela proximidade do solo que chegam as pontas dos dedos. A limitação da flexão pode decorrer do mau condicionamento ou da defesa protetora pelos músculos que se recusam a se alongar. A falta de alongamento dos músculos poderá significar que eles estão adotando uma função de proteção no paciente que teme a dor, evitando a curvatura da coluna lombar.

A flexibilidade ou limitação do movimento lombar precisa ser avaliada cuidadosamente. O espasmo protetor pode ser inconsciente, limitando a flexão devido à dor pela inflamação do tecido. O espasmo protetor também pode ser provocado pelo paciente que teme que a inclinação possa provocar dor ou maior lesão do tecido. Poderá ser difícil distingüir a causa do espasmo. Uma maneira simples de fazer esta diferenciação é testar a flexão da coluna vertebral fletindo-a para a frente a partir da posição ereta e a partir da posição ajoelhada. Com freqüência, o espasmo da inflamação do tecido poderá ser observada com ambos os testes, enquanto que o espasmo por medo será observado no teste de pé e não no ajoelhado (Fig. 7.2).

Reextensão até a postura ereta

A pessoa que se reestende normalmente o faz reduzindo a rotação pélvica e depois (nos últimos 45 graus de reextensão), reestendendo e recuperando a lordose lombar. Na região lombar dolorosa, a lordose poderá ser recuperada prematuramente, isto é, bem antes de serem atingidos os últimos 45 graus de extensão total ou a postura ereta. A dor experimentada durante a reextensão malfeita indica o mecanismo que causa ou é causado pela dor lombar inicial.

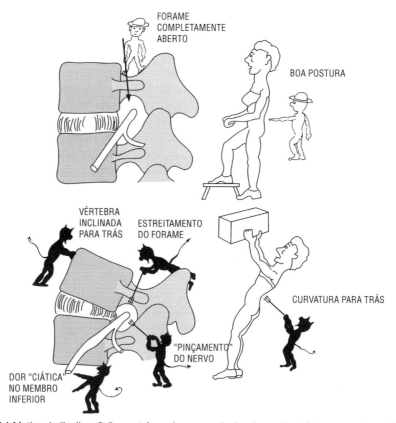

Figura 7.1 Motivo de "inclinação" para trás pode causar dor lombar e dor ciática no membro inferior.

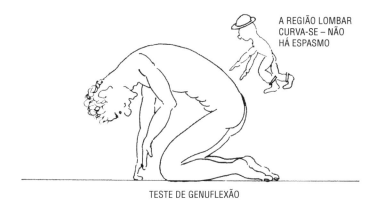

Figura 7.2 Teste de genuflexão. Esta posição ajuda a distingüir a proteção da região lombar provocada pelo temor do verdadeiro espasmo causado por lesão ou inflamação.

Coluna vertebral reta *versus* curva

Uma pessoa pode normalmente inclinar-se para baixo em linha reta. Existindo espasmo muscular unilateral, a pessoa poderá ficar de pé balançando para aquele lado, inclinar-se para o mesmo lado ou tentar se inclinar para a frente. A escoliose, como é chamada, pode ser produzida pela inflamação dos ligamentos ou das facetas ou, ainda, por uma hérnia de disco. A escoliose funcional não indica necessariamente uma hérnia de disco (ver Fig. 4.5).

A inclinação lateral raramente é limitada devido a uma lesão dos tecidos lombares. A limitação para os dois lados, além da limitação para a frente e para trás, poderá indicar apreensão e defesa, o que provoca a limitação intencional pelo paciente.

A pessoa com escoliose devida a um espasmo muscular unilateral é considerada portadora de escoliose funcional. Essa escoliose é observada na posição ereta, desaparecendo quando a pessoa deita-se. Uma curva estrutural decorrente de alterações ósseas graduais que começam na adolescência não desaparece quando a pessoa assume a posição vertical. Uma escoliose estrutural possui uma rotação estrutural e uma curva lateral. Ela é visível ao raio X e não pode ser corrigida por algum movimento ou posição.

Sensibilidade

A dor provocada pela pressão é chamada de sensibilidade. Geralmente, a sensibilidade indica um tecido lesado, alongado, cansado ou contundido. A história revela o tipo e o local exato da lesão. O ponto de sensibilidade indica a área do tecido.

Ao examinar a região lombar em busca de áreas sensíveis, pode-se palpar apenas os músculos e os ligamentos longitudinais entre os processos ósseos. Palpar significa avaliar pelo tato ou pela pressão dos dedos do examinador. As articulações facetárias são profundas e situadas embaixo de um músculo pesado. Elas não podem ser palpadas diretamente. O movimento da unidade funcional por pressão manual do examinador *presume* que a dor assim provocada origina-se nas facetas. A sensibilidade ou as áreas sensíveis geralmente estão nos músculos ou nos ligamentos longitudinais.

Causa de dor por inflamação

A dor desencadeada por um movimento ou posição indica o local e o movimento da unidade funcional e quais os tecidos envolvidos. *Provocar ou aliviar a dor decorrente de um movimento especial é o ponto de partida para se fazer um diagnóstico correto de onde, como e por que a dor ocorre.*

EXAME NEUROLÓGICO

É importante determinar se há envolvimento de uma raiz nervosa com a dor lombar, pois isso constitui a base do exame neurológico.

Qual a raiz nervosa? Em que nível da coluna vertebral?

Por que é importante determinar o envolvimento de uma raiz nervosa? Com o envolvimento da raiz nervosa, a dor poderá ser sentida nos membros inferiores e também na região posterior da coluna vertebral. Isso implica irritação das raízes nervosas quando estas emergem da cauda eqüina da medula espinhal em sua passagem para os membros inferiores, através do forame. A raiz nervosa passa pelo disco, perto das articulações facetárias dentro do forame. A raiz nervosa pode ser irritada pela protrusão do disco ou por um deslizamento da vértebra (espondilolistese). O exame neurológico determina se o nervo está irritado. O exame revela qual o nervo, em qual nível da coluna lombossacra e, muitas vezes, a intensidade da lesão.

Há relativamente poucas raízes nervosas relacionadas com a coluna lombossacra. A partir da cauda eqüina da medula espinhal existem principalmente quatro raízes nervosas significativas.

O terceiro nervo lombar (chamado de L3) passa pelo forame entre a terceira e a quarta vértebras. Depois, ele desce para a parte anterior da coxa, transporta a sensação para a área cutânea da parte anterior da coxa, supre o reflexo do joelho (reflexo desencadeado pela batida sob a rótula com o martelo de borracha), suprindo os músculos da parte anterior da coxa. Este grupo muscular é utilizado para fletir profundamente o joelho, sendo, portanto, importante para subir escadas, levantar-se de uma cadeira e assim por diante. Tais testes indicam a integridade de L3.

O quarto nervo lombar (L4) passa pelo forame entre a quarta e a quinta vértebras. Ele não supre um determinado grupo de músculos, não tendo um reflexo especial. Ele supre uma determinada área cutânea do lado interno da perna; assim o médico diagnostica a lesão de L4 testando a sensibilidade cutânea com um alfinete, um toque leve ou uma turunda de algodão.

O quinto nervo lombar (L5) sai da coluna lombossacra entre a quinta vértebra lombar e o sacro. Passa atrás da perna na região da panturrillha, transportando a sensação da face externa dessa área. *Não* está relacionado com um reflexo específico, suprindo um dos músculos e a maior parte do outro. O primeiro músculo controlado por ele é o que levanta o hálux, denominado de extensor longo do hálux. Também supre amplamente o músculo que levanta o pé, no tornozelo. Este último músculo é chamado de tibial anterior e permite que a pessoa caminhe sobre os calcanhares ou levante o hálux durante a marcha. A pessoa com fraqueza deste músculo arrasta o hálux quando caminha (ver Fig. 6.5).

O nervo mais abaixo é indicado como S1 (primeiro nervo sacro). Sai da coluna vertebral por um forame no sacro. Supre o reflexo do tornozelo desencadeado pelo tendão de Aquiles atrás do tornozelo. O nervo S1 supre a sensação do aspecto externo da parte anterior e controla o grupo dos músculos da panturrilha. Pelo controle deste músculo a pessoa pode se erguer, caminhar, saltar e correr sobre os artelhos.

Há nervos sacros inferiores, S2 e S3, que controlam a bexiga e transmitem as sensações ao redor do ânus. Quando houver envolvimento destes nervos, a pessoa poderá perder o controle da bexiga e, algumas vezes, do intestino, podendo também perder a sensação cutânea das nádegas.

Então, é importante o exame neurológico, pois a perda da função nervosa poderá provocar uma perda funcional como caminhar, subir escadas, correr e assim por diante. A pressão precoce ou leve sobre as raízes nervosas pode provocar dor, formigamento, entorpecimento e fadiga muscular. Uma pressão intensa ou prolongada sobre o nervo pode provocar paralisia ou perda total da sensibilidade nas áreas de sua distribuição.

Um exame realizado cuidadosa e precisamente revela o nível exato (L3, L4 a S1), podendo indicar a gravidade da lesão nervosa. Tornaram-se necessários outros testes para determinar *o que* está causando a pressão do nervo. O *local* (o nível da raiz nervosa) já foi estabelecido pelo exame neurológico descrito.

CAPÍTULO 8

Testes especiais

QUANDO, POR QUE E QUAIS?

Muitos testes da coluna lombar são feitos com raios X. Esses testes revelam aquilo que não pode ser visto pelos olhos, sentido pelos dedos ou ouvido por instrumentos. Os raios X revelam, literalmente, o que está sob a pele e os músculos.

Os raios X revelam o tamanho, a largura, a densidade e a posição dos ossos. Também revelam a largura do espaço entre os ossos. Mostrando a aparência do osso, qualquer doença óssea, como câncer metastático (câncer vindo de algum lugar do corpo), osteoporose (descalcificação), fratura ou infecção irá modificar o aspecto dos ossos. Ao demonstrar o espaço entre os ossos, um exame de raios X revela a largura do espaço do disco e a largura e a integridade das articulações facetárias posteriores.

Surpreendentemente, *pouco* se aprende com os raios X de rotina, a não ser uma suspeita de doença óssea, de anormalidade congênita ou lesão. Entre os 50 e os 55 anos, ocorre em muitas pessoas a degeneração do disco, provocando o estreitamento do espaço do disco observado na maioria das radiografias. Espera-se que isso ocorra entre a quarta e quinta vértebras lombares e entre a quinta lombar e a primeira sacra.

Os indivíduos com mais de 50 a 55 anos de idade apresentam muitas vezes evidências radiológicas de osteófitos, a assim chamada artrite degenerativa, com formação de esporões. Felizmente, a presença de alterações degenerativas do disco não precisa ser sintomática; se fosse, a maioria das pessoas na quinta, sexta ou certamente sétima décadas de vida teriam a doença com dor e deficiência. (Esta condição será mais discutida no Capítulo 11.)

OSTEOPOROSE

Nas mulheres pós-menopáusicas com aproximadamente 50 a 55 anos de idade, os ossos sofrem descalcificação, o que é chamado de osteoporose. Isso não provoca dor, mas predispõe ao amolecimento e, portanto, a fraturas por compressão, que podem ser sintomáticas.

Estas condições, osteófitos ou osteoporose, são observadas nas radiografias de rotina e geralmente não se modificam por longos períodos de tempo, a menos que ocorra um trauma ou lesão aguda, uma doença ou infecção intercorrente. Deplora-se a realização de raios X de rotina em cada consulta sem indicações específicas.

As incidências oblíquas, as radiografias da coluna lombossacra colhidas em ângulo e não de frente ou de lado servem para demonstrar a adequação do forame. Tais incidências são importantes quando há suspeita de estreitamento do forame, que poderá se enganchar nas raízes nervosas quando estas passam por ele.

Determinadas condições, como a espondilólise (degeneração das articulações), são reveladas por incidências oblíquas. Estas serão totalmente discutidas no Capítulo 11.

Um conceito errôneo é aquele a respeito da capacidade dos raios X da coluna vertebral demonstrarem o alinhamento específico de cada vértebra – mostrando subluxação, descentralização, pequenos deslocamentos ou falta de alinhamento. Foi questionado o valor dessas alterações equívocas e as conclusões obtidas são mais fantasias do que fatos.

A exposição excessiva aos raios X tem sido acusada de uma possível formação de câncer, mas isso ainda não confirmou a dosagem exata da exposição aos raios X perigosa ao paciente.

RAIOS X ESPECIAIS

Mielograma

A mielografia é um teste com corante utilizado para delimitar algum enganchamento na largura e na forma do canal espinhal, do forame e de seus conteúdos. Normalmente, os raios X de rotina fornecem uma indicação dessas anormalidades, mas o corante injetado na dura delimita especificamente o defeito. A dura é a bainha da medula e dos nervos. É essencialmente "a pele da salsicha". Ela cobre os nervos como uma luva, contendo fluido espinhal que banha e faz flutuar os nervos. O corante é injetado na região lombar do paciente, com a agulha penetrando na dura (Fig. 8.1).

Se houver um abaulamento do disco, uma protrusão de osteófito ou um tumor de qualquer tipo dentro do canal espinhal, o corante torna-o visível. Uma radiografia feita após a injeção do corante mostra a bainha normal, revelando algum enganchamento sobre ela. Na mielografia são visíveis ao especialista o tipo, o tamanho e o nível específico do defeito.

Há diferentes corantes. O pantopaque é um corante à base de óleo pesado que precisa ser removido após o teste. A metrizamida é solúvel e se dissolve, sendo, portanto, excretada ou absorvida. Quando se emprega o pantopaque, um pouco do corante permanece no saco após o mielograma, podendo ali ficar durante anos. Esta tem sido considerada uma possível fonte de irritação crônica. A metrizamida também é irritante, mas absorvida rapidamente, sendo curta a sua reação adversa. A metrizamida é um solvente fluido, que penetra mais em todos os recessos do canal espinhal do que o pantopaque, embora exija que as radiografias sejam feitas logo após a injeção, pois o corante logo desaparece.

Pela mielografia pode-se determinar a largura do canal espinhal. Essa largura é medida entre o corpo vertebral e a lâmina. É a largura do canal espinhal pelo qual correm as raízes nervosas. Há padrões que determinam a normalidade da largura.

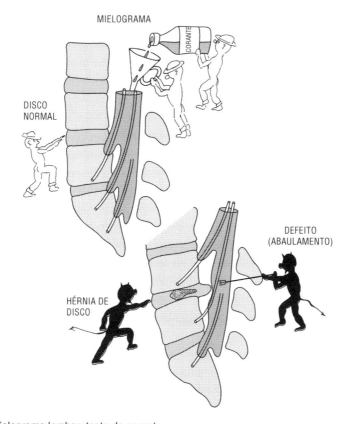

Figura 8.1 Mielograma lombar: teste do corante.

Tomografia Axial Computadorizada (TAC)

O exame tomográfico é uma radiografia axial computadorizada na qual são radiografadas simultaneamente três incidências da coluna vertebral, combinando em um computador todas as incidências da coluna: a de frente para trás, a lateral e a de cima para baixo. São visualizados os aspectos moles, *não-ósseos* e os ósseos da coluna vertebral.

Pode-se visualizar um abaulamento do disco, um tumor, um espessamento ligamentar ou uma deformação óssea do canal espinhal. Este teste é novo e ainda não foi totalmente explorado, mas poderá algum dia substituir muitas das antigas técnicas. Pode substituir a mielografia, mas até agora os dois são ainda freqüentemente usados.

MEDICINA NUCLEAR

Com o advento dos isótopos, é injetado intravenosamente um material radioativo, o qual é colhido pelos tecidos com afinidade específica por esse material, que são marcados pelo isótopo injetado.

Se determinado tecido estiver doente ou em excesso, ele poderá absorver mais corante radioativo, sendo observado em uma câmara especial. As malignidades que se disseminaram pelos ossos, como os cânceres de mama, tireóide ou próstata, podem ser vistas nas imagens cintilográficas, que de outra forma não poderiam ser vistas nas radiografias simples ou até mesmo na tomografia axial computadorizada (TAC).

TERMOGRAFIA

A termografia é um tipo recente de estudo que utiliza uma câmara que identifica áreas de temperatura alta ou baixa na superfície do corpo. Essas imagens variam com base em que a inflamação exige maior suprimento sangüíneo, sendo geradas temperaturas mais elevadas nessa área. O termograma reflete esta alta temperatura apresentando diferentes cores no filme sensível da câmera.

Essas figuras coloridas ainda não têm um valor diagnóstico aceito. Elas até agora não substituem nem confirmam os outros testes diagnósticos padronizados.

ELETROMIOGRAFIA: EMG

EMG é uma abreviatura para a eletromiografia. Qualquer nervo que é estimulado por movimento voluntário ou estimulado eletricamente provoca uma contratura muscular, a qual pode ser registrada em uma tela semelhante à de televisão, depois de haver sido transmitida por meio uma agulha e de um fio até a máquina de registro. Um nervo normal para um músculo específico mostra um gráfico específico de uma linha na tela do EMG. Se houver anormalidade do nervo, porque está lesado por pressão, lesão ou doença, isso será mostrado na tela como anormal (Fig. 8.2).

Uma EMG pode revelar que a condução da corrente dentro de um nervo está prejudicada. Sabendo-se em que músculo a agulha está inserida e qual o nervo que corresponde a esse músculo, pode-se estabelecer o nervo que está prejudicado. Como cada nervo periférico contém uma ou mais raízes, essas raízes específicas são claramente determinadas. Testando vários músculos, analisa-se a superposição de seus vários nervos até se estimular a raiz de *um* nervo. Estabelece-se o nível da raiz do nervo espinhal específico.

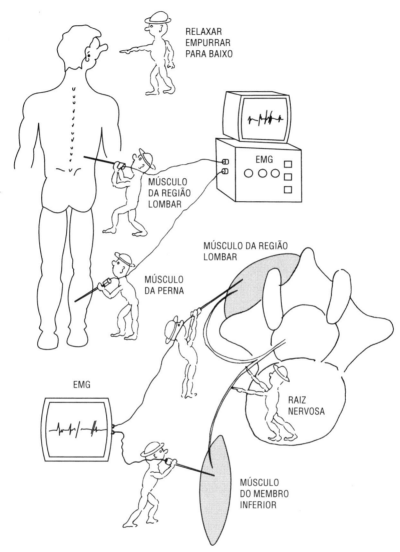

Figura 8.2 Teste eletromiográfico para determinar qual o nervo que está lesado e o tipo de lesão.

Mostrou-se que uma única raiz nervosa emerge de um forame na coluna vertebral: portanto, uma EMG anormal identifica o forame específico.

Inicialmente, um nervo pressionado não revela anormalidade na EMG, exceto por alguma irritabilidade quando a agulha entra no músculo. Uma EMG não se torna anormal até que a lesão já exista há 21 dias. Uma EMG não especifica qual a lesão nervosa ou qual sua extensão; simplesmente identifica que há lesão e em qual raiz nervosa.

A combinação de uma EMG, um mielograma e uma tomografia axial computadoriza pode localizar exatamente o nervo envolvido, revelando o fator causal.

EMG: VELOCIDADE DE CONDUÇÃO NERVOSA

O tempo de condução também pode ser testado por um tipo semelhante de teste da EMG. Este teste mostra com que rapidez um nervo que foi estimulado eletricamente conduz o impulso para determinado músculo. Esse nervo é estimulado eletricamente e o tempo é determinado desde que o estímulo é aplicado até o instante em que o músculo se contrai. É eficaz no paciente diabético ou na pessoa cuja doença sistêmica reduz a condução do nervo.

Um nervo lesado ou sob pressão poderá não provocar um atraso no tempo de condução se o estímulo for aplicado distalmente à pressão onde o nervo conduz normalmente a corrente. Um teste de tempo de condução determina a saúde do nervo, mas não necessariamente sua integridade. É de pouca valia determinar o nível da raiz ou o local da pressão na coluna vertebral.

CAPÍTULO 9

Tratamento

O tratamento do paciente com queixa de dor lombar deve ter uma base específica a respeito do que é recomendado. É muito semelhante o tratamento da dor lombar com e sem dor no membro inferior. É preciso esclarecer os motivos disso.

Deve-se considerar o tratamento de indivíduos com dor lombar de início agudo, naqueles com episódios recorrentes de dor lombar ou na dor lombar crônica. Todas estão relacionadas, mas apresentam diferenças significativas no que se refere ao tratamento.

DOR AGUDA

Na terminologia médica, *agudo* significa início rápido da dor e limitação após uma atividade ou situação. A partir de um movimento aparentemente normal sem dor, esta começa provocando deficiência do movimento, o qual poderá ser o primeiro episódio doloroso.

DOR LOMBAR RECORRENTE

Os espisódios dolorosos são bastante semelhantes no que diz respeito a onde ou como aparecem e na maneira como afetam a pessoa. As recorrências podem se espaçar anos, meses ou dias. Via de regra, pode haver um *padrão* de recorrência da dor a partir de movimentos ou posições semelhantes ou durante situações semelhantes.

DOR LOMBAR CRÔNICA

Considera-se crônica a dor lombar com ou sem limitação dos movimentos que persiste por três a seis meses. Ela jamais desaparece completamente, embora possa variar de intensidade, duração e região. Muitas vezes, na dor crônica, o movimento ou a posição específica que inicialmente provocou ou agravou a dor pode se tornar pouco claro ou inespecífico.

DOR LOMBAR AGUDA

As recomendações de tratamento de um paciente com dor lombar aguda são:
1. Repouso no leito ou pelo menos em posição reclinada.
2. Medicação.
3. Tempo: Qual a duração?
4. Calor ou gelo nas costas.

Estas recomendações precisam ser esclarecidas (Fig. 9.1).

Efeito da gravidade

Eliminar a gravidade significa que depois que os pacientes sofreram uma lesão, um estresse agudo ou um episódio de irritação da região lombar, não devem ficar de pé ou sentados. Eliminando a gravidade, remove-se a pressão sobre o disco e as articulações. Reduz-se o estresse sobre os músculos e ligamentos que geralmente mantêm o paciente na postura ereta.

Repouso no leito: como?

Para eliminar a gravidade, geralmente é prescrito, como primeira opção de tratamento, o repouso no leito com o corpo em posição adequada. Entretanto, não se pode afirmar que há apenas uma posição no leito, pois alguns pacientes sentem-se mais confortáveis deitados ao comprido no leito, enquanto para outros é mais confortável a posição inclinada.

A posição mais tolerada é geralmente a inclinada, com os joelhos e o dorso levemente fletidos. Deve-se acentuar a palavra "levemente"; os joelhos devem-se fletir um pouco, na posição que o paciente mais tolera. A posição adequada do corpo reclinado permite que os tecidos irritados comecem a se recuperar.

Pode-se obter a postura inclinada na cama doméstica – que se espera que tenha um colchão firme – colocando-se travesseiros sob os joelhos (ver Fig. 9.1). É interessante que quando um travesseiro grande é colocado entre os joelhos, isto tende a manter as pernas em uma melhor posição inclinada nos joelhos e quadris. Uma forma conveniente de garantir uma posição confortável com o joelho e o quadril fletidos é colocar uma, duas ou três almofadas quadradas de sofá sob as pernas. Essas almofadas quadradas ficam umas sobre as outras, não escorregam e constituem uma superfície macia aceitável. O travesseiro atrás da cabeça deve ter uma altura que seja tolerada pelo paciente.

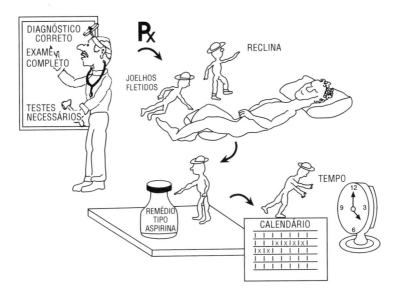

Figura 9.1 Fundamentos para o tratamento da dor lombar aguda.

Alívio da dor

Deve-se eliminar ou reduzir precocemente a dor, pois ela determina contração muscular que pode chegar ao espasmo. Os músculos da região lombar já estão espasmódicos para evitar o movimento da região lombar. Mesmo assim, a posição do paciente no leito poderá eliminar ou reduzir a necessidade da contração muscular para suportar a coluna vertebral. A dor experimentada pelo paciente pode fazer com que os músculos permaneçam em estado de contração ou de espasmo.

Geralmente, a dor não é tão intensa que exija medicamentos fortes, mas isso depende muito da tolerância à dor do paciente e da interpretação de sua intensidade. Se a dor estiver localizada simplesmente na região lombar, sendo de causa conhecida, como um levantamento ou balanceio malfeito, são aceitáveis os remédios caseiros. Por muitos séculos, os pacientes tomavam aspirina ou medicamentos semelhantes que não precisavam de receituário médico. Isso pode ser aceito se o medicamento semelhante à aspirina for tolerado pelo paciente. Geralmente, a intolerância manifesta-se por perturbações gástricas, cefaléia ou erupção cutânea.

É preciso contatar imediatamente o médico se a dor for intensa e persistente, apesar de um breve tratamento com remédios caseiros, se a dor transferir-se da região lombar para outro local do corpo ou apresentar alguns sintomas não usuais.

Geralmente, se o paciente solicitar, o médico prescreve um analgésico. Atualmente, há medicamentos que reduzem a inflamação ajudando a reduzir a dor. Muitos destes medicamentos têm ação semelhante à da aspirina, sendo conhecidos como *medicamentos não-esteróides.*

Os esteróides, ou corticóides, são bastante conhecidos no combate e na redução da inflamação. Ao fazer isso, eles diminuem a dor e limitam o tempo de deficiência da mobilidade. Entretanto, os esteróides apresentam efeitos colaterais potencialmente graves.

Recentemente, foram descobertos medicamentos não-esteróides. Seus benefícios são semelhantes aos dos esteróides, sem muitos de seus efeitos colaterais, mas como também têm efeitos colaterais, devem ser usados mediante prescrição e supervisão médicas.

Um medicamento semelhante à aspirina faz mais do que reduzir a sensação de dor do paciente, neutraliza as enzimas liberadas no corpo pelos tecidos inflamados. Tais medicamentos são neutralizadores das substâncias dolorosas que provocam inflamação. Por sua vez, a inflamação pode causar dor.

Tempo para aliviar a dor lombar

Como geralmente a inflamação exige uma certo tempo antes de desaparecer, estima-se um período de três a sete dias nos problemas mais agudos. Isso varia, pois alguns pacientes melhoram dentro de um a dois dias, enquanto outros apresentam tanta inflamação que são necessários até sete ou mais dias de repouso no leito.

Como já foi dito, inflamação é a formação de fluidos contendo substâncias tóxicas e possivelmente hemorragia microscópica nos tecidos. A pele fica sensível. Os músculos irritam-se, podendo chegar ao espasmo. Para cada uma dessas reações dos tecidos existem tratamentos já testados e considerados eficazes.

Gelo ou calor no dorso?

Freqüentemente, utilizam-se aplicações de gelo na parte inflamada e sensível dos tecidos lesados em qualquer parte do corpo. Isso também é usado na região lombar. Para ser eficaz, deve-se aplicar o gelo cuidadosamente; o gelo não deve ser simplesmente posto em um saco de plástico e colocado na região lombar durante 20 minutos a uma hora. A aplicação de gelo dessa forma seguidamente provoca mais dor e mais espasmo, pois o gelo faz com que os vasos sangüíneos dos músculos se contraiam, interrompendo o fluxo sangüíneo. O gelo utilizado dessa forma pode ser irritante.

Para ser eficaz, é melhor esfregar o gelo para a frente e para trás na pele de forma lenta e constante (Fig. 9.2). O gelo deve ser aplicado por outra pessoa e não pelo paciente, até que a pele fique rosada. Nos primeiros estágios da dor lombar, freqüentemente é eficaz 5 minutos de aplicação de gelo de um lado e do outro das costas.

Pode-se fazer facilmente um aplicador de gelo. Coloque água em um copo de papel no qual foi inserido um pequeno bastão de madeira. Depois, coloque isso no congelador do refrigerador para formar o aplicador. Uma vez congelado, retira-se o copo de papel, aplicando-se o gelo diretamente sobre a pele. A pessoa que aplica o tratamento também pode segurar um pequeno cubo de gelo em uma toalha de rosto felpuda.

Quando aquecer?

Como a inflamação é um acúmulo de fluidos irritantes dos tecidos, estes irritantes devem ser essencialmente espalhados ou removidos dos tecidos inflamados.

Isso pode ser feito com a aplicação de calor, que renova o suprimento sangüíneo. Esse novo suprimento sangüíneo elimina todos os fluidos acumulados que irritam o tecido.

Pode-se aplicar calor com compressas úmidas ou de *Hidrocollator*®. As compressas de *Hidrocollator*® são compressas químicas aquecidas por submersão em água quente, que conservam o calor por muito tempo. Essas compressas são geralmente mais toleradas e eficazes quando enroladas em uma toalha. Via de regra, basta uma aplicação de 20 a 30 minutos, duas ou três vezes ao dia.

A compressa quente pode ser colocada *embaixo* da região dolorida estando o paciente em posição fletida no leito, como já foi descrito (ver Fig. 7.1). Se a compressa quente for aplicada nas costas do paciente em decúbito ventral (em posição pronada), deve-se colocar um travesseiro grande embaixo do estômago, para impedir que a região lombar se arqueie.

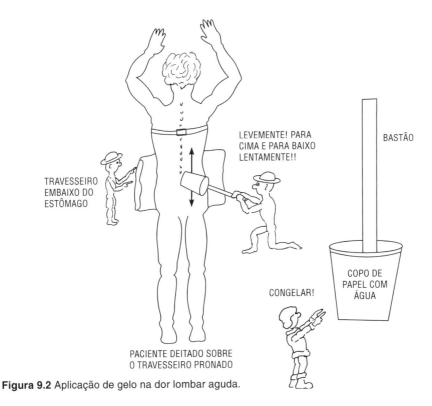

Figura 9.2 Aplicação de gelo na dor lombar aguda.

PASSANDO DA POSIÇÃO DEITADA PARA A SENTADA E DE PÉ

Durante a fase aguda da dor lombar, freqüentemente o paciente terá dificuldade em passar da posição deitada, em repouso, para a sentada ou a de pé. É preciso voltar à posição ereta durante a fase de recuperação do estresse lombar agudo, o que deve ser praticado durante as atividades subseqüentes da vida diária.

A maneira correta de uma pessoa sentar-se e depois assumir a posição ereta a partir do repouso no leito deve obedecer a esta seqüência:

1. Da posição deitada de costas, os joelhos são levados até o tórax.
2. Quando os joelhos formarem um ângulo reto com o corpo, a região lombar é fletida levemente.
3. A pessoa rola para o lado.
4. Agora, com os joelhos e os quadris fletidos e deitada de lado, a pessoa vai para a posição sentada *de lado*, usando os braços.
5. Uma vez sentada, com as pernas na borda do leito, a pessoa desloca o centro de gravidade diretamente sobre os joelhos e pés.
6. Agora, a pessoa pode se erguer lentamente, bem equilibrada nos pés, até a posição ereta.
7. A posição ereta não precisa ser totalmente ereta, mas pode confortavelmente permitir apenas uma posição levemente inclinada.

Voltar ao leito significa deitar-se na cama. Para se deitar e entrar em contato com o leito com a parte posterior dos membros inferiores, é preciso obedecer à seguinte seqüência:

1. Permanecendo levemente inclinada para a frente, sentar lentamente no leito.
2. Permanecendo inclinada, deitar-se *de lado* usando o braço como suporte.
3. Uma vez de lado, ainda com os quadris e joelhos fletidos, rolar sobre o dorso com os joelhos e quadris fletidos e os pés na superfície do leito.
4. Neste ponto, os membros inferiores poderão ser estendidos lentamente enquanto for possível ou colocá-los de novo sobre travesseiros.

Essa forma de sair e de voltar à posição no leito, como em qualquer outra atividade, deve ser corretamente aprendida, praticada e utilizada repetidamente várias vezes depois de desaparecido o episódio agudo. Esse método de se levantar e reclinar-se impede a recorrência da dor lombar.

EXERCÍCIO: QUANDO E POR QUÊ?

O novo suprimento sangüíneo dos tecidos inflamados remove a inflamação vinda dos músculos que se contraem e relaxam. Os músculos também devem se contrair e relaxar, massageando o fluido dos tecidos inflamados. Eventualmente, isso alivia a dor, permitindo um maior movimento da coluna vertebral, pois os músculos podem agora se alongar. Portanto, junto com a aplicação de calor no tratamento precoce da lesão lombar aguda, é preciso instituir o mais cedo possível o movimento da região lombar.

O movimento deve ser um alongamento delicado dos tecidos que os relaxa. A contração e o relaxamento delicado dos músculos massageia para fora da área todos os fluidos dos tecidos. A dor diminui, a função volta e o movimento aumenta.

QUE TIPO DE EXERCÍCIOS?

Há dois tipos de exercícios aprovados pelos médicos. São chamados de ativos e passivos.

Exercício passivo é o exercício feito *para* os músculos e, portanto, para o paciente. Exercício ativo é o feito *pelo* paciente. No exercício *ativo*, o paciente estende, contrai e relaxa os músculos. São indicados e necessários os dois tipos de exercícios. O exercício passivo também pode ser aplicado ao paciente sob a forma de massagem ou alongamento.

Massagem

A massagem é essencialmente a pressão manual aplicada aos músculos, à pele e a todos os tecidos entre a pele e o músculo.

Há várias formas de massagem. Depois da pressão ela é aplicada delicada, mas firmemente, na área, com a mão se movendo lenta e ritmicamente, de um lado para outro, em um mesmo plano. Esse plano pode acompanhar a coluna vertebral ou afasta-se dela. A pele se move *com* a mão. Isso evita a fricção, o pregueamento ou outros estresses da pele que podem produzir dor. Literalmente, esse movimento massageia o fluido para dentro e para fora do tecido inflamado, estendendo delicadamente o tecido. A dor também é reduzida pela pressão sobre a pele.

A massagem também pode ser semelhante ao amassamento, como se amassasse o pão. Isso cumpre um propósito semelhante, mas não é bem tolerado.

A massagem pode ser inicialmente dolorosa, pois os tecidos estão irritados, porém se realizada de maneira delicada fica menos desconfortável, reduzindo a dor e a limitação. A massagem deve ser precedida pela aplicação de calor.

Exercícios para a região lombar

Atualmente, o exercício é considerado o aspecto mais importante do tratamento lombar. Os exercícios têm suportado o teste do tempo, comprovando ser o principal aspecto benéfico do tratamento, permanecendo como o tratamento mais amplamente prescrito pelos médicos, terapeutas, ginastas e outros. O tipo de exercício varia com o médico e com os resultados esperados.

QUAL É O OBJETIVO DO EXERCÍCIO?

O exercício é essencialmente dirigido à melhora da flexibilidade do paciente, aumentando o tônus muscular e a força das costas do paciente. Ele também desempenha seu papel na melhora da postura, garantindo a capacidade da coluna vertebral inclinar-se, parar, abaixar-se, acocorar-se e levantar-se apropriadamente.

COMO OS EXERCÍCIOS AUMENTAM A FLEXIBILIDADE?

A região alonga-se mais com exercício realizado em posição supina ou deitada de costas. Nesta posição, o paciente estende ativamente a coluna vertebral.

Este exercício é realizado lenta, delicada e repetidamente. O motivo dos movimentos serem lentos e repetidos é que os tecidos moles que precisam ser alongados possuem uma elasticidade que responde ao alongamento delicado e rítmico, ressentindo-se com o alongamento forçado e violento.

O tecido que foi alongado é como uma fita de borracha. Ele se alonga gradualmente. Entretanto, uma tira de borracha pode se romper quando forçada violentamente e estirada excessivamente. Depois que o tecido se rompe, ele se repara com o tecido cicatricial que pode provocar dor. Deve se estabelecer clara e enfaticamente que o exercício bem realizado deve ser feito *delicada, lenta, repetida e persistentemente.*

Com o paciente deitado em posição supina ou de costas, ele eleva um joelho de cada vez até o tórax. Só pode ser adotada a posição joelho-tórax elevando-se a pelve gradualmente do solo e fletindo sobre o tronco. Neste exercício a perna é usada como alavanca e considerada como tal. O paciente que puxa a alavanca deve colocar as mãos corretamente sobre a perna (Fig. 9.3).

Se a mão for colocada na frente da perna inferior, esta forçosamente flete o joelho sobre a coxa. Esta posição da mão coloca grande estresse sobre a articulação do joelho, não acentuando a alavancagem estender a região lombar. A melhor posição para a mão puxar os joelhos para o tórax é colocá-la logo acima da articulação do joelho, segurando a parte posterior da coxa.

O paciente traz ritmicamente um joelho de cada vez para o tórax mantendo-o ali por algum tempo. Cada membro retorna ao solo até apoiar o pé no chão. O joelho e o quadril permanecem fletidos. Cada membro inferior flete-se individualmente e depois ambos são fletidos simultaneamente. Os joelhos são levados até a parede torácica e ali mantidos; depois *cada um dos membros inferiores* volta à posição inicial.

É preciso destacar este último fator, ou seja, afasta-se um joelho do tórax de *cada vez*. Abaixando-se uma membro inferior de cada vez o dorso não tende a se arquear. Para abaixar os dois membros inferiores ao mesmo tempo é preciso que os músculos flexores do quadril e os abdominais abaixem lentamente os membros inferiores, o que é realizado com um pouco de arqueamento do dorso. Portanto, é preciso abaixar um membro inferior de cada vez até o solo.

EM SUMA: ALONGAMENTO NA REGIÃO LOMBAR

Em suma, é a seguinte a seqüência ideal de exercícios de alongamento da região lombar:

1. Adote a posição deitada de costas com os joelhos e quadris fletidos e os pés apoiados no chão.
2. Coloque a cabeça em posição confortável com ou sem travesseiro.
3. Aplique calor na região lombar.
4. A mente deve estar voltada para os exercícios, com a intensão de ser *lentos* e *delicados*.
5. Leve um joelho ao tórax, pondo as mãos atrás das coxas, um pouco acima da articulação do joelho. O outro membro inferior deve ficar na mesma posição inicial, com o pé no solo e o quadril e o joelho fletidos.
6. Lenta, delicada e ritmicamente leve o joelho até o tórax *levantando também pelve do solo*. Isso irá dar ao paciente a sensação de alongamento da região lombar.
7. Quando o joelho atingir o tórax, mantenha a posição e conte lentamente até cinco.
8. Então, ergua a cabeça do solo, mantendo-a assim um pouco e depois abaixando-a.
9. O joelho e o membro inferior que foi fletido voltam ao chão, como no começo. O pé volta ao solo, mas não com o membro inferior estendido.
10. O outro membro inferior é usado da mesma maneira e abaixado individualmente.
11. Agora se levam os dois membros inferiores até o tórax, mantendo-os ali, abaixando-os, depois, um de cada vez.

ALONGAMENTO ROTATÓRIO

A região lombar também tem algum alongamento rotatório. Isto pode ser feito de duas maneiras. Da posição de partida com os pés no solo e os joelhos e quadris fletidos, os joelhos são levados (juntos) ao tórax, sendo depois conduzidos para a direita (para a esquerda no outro aspecto do exercício) e então para cima, tentando tocar o solo na altura do ombro, ao lado do corpo (Fig. 9.4). Este exercício flete a região lombar, rotando suavemente para a direita e depois para a esquerda. A região lombar deve permanecer fletida, e portanto os membros inferiores (pernas) não voltam ao solo, mas apenas rotam da direita e *para cima* e para a esquerda e para *cima.*

O objetivo desse exercício dos joelhos não é apenas abaixá-los para o lado, mas levá-los ao mesmo tempo um pouco em direção da cabeça. O movimento dos membros inferiores é essencialmente de rotação para a esquerda e um pouco para cima, rotando então para a direita e fletindo contra o tórax. Isso deve ser feito lenta e repetidamente. A rotação dos membros inferiores rota o tronco, enquanto os ombros permanecem no solo.

Quando este exercício termina, com os joelhos fletidos contra o tórax na linha média, abaixa-se até o chão *um membro inferior* de cada vez; como no exercício anterior, cada pé é colocado no chão com os joelhos e quadris fletidos.

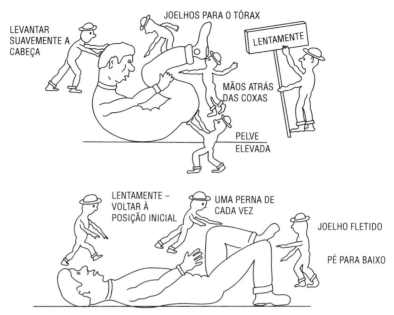

Figura 9.3 Exercício de alongamento (flexibilidade) lombar. A seqüência deste exercício é geralmente (1) Um joelho de cada vez no tórax. (2) Ambos os joelhos. (3) Os joelhos são levados ao tórax contando-se até cinco, durante a qual a cabeça é levantada e depois abaixada. (4) As pernas voltam para a mesa, uma de cada vez.

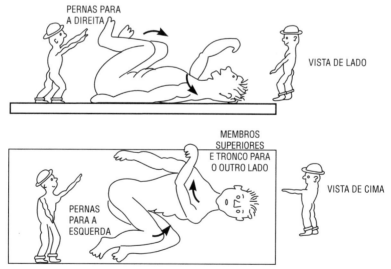

Figura 9.4 Alongamento rotatório do tronco. Com os joelhos fletidos contra o tórax, os membros inferiores são levemente abaixados para um lado e depois para o outro. Os membros superiores e a parte superior do tronco rotam para o outro lado. Quando o exercício termina, abaixar um dos membros inferiores de cada vez.

Este exercício rotatório também pode ser realizado com o paciente deitado de costas, com um pé no solo e o joelho e o quadril fletidos. Eleva-se o outro membro inferior apontando para o teto (Fig. 9.5). Nesta posição, o membro inferior direito reto elevado é abaixado para o lado esquerdo um pouco até o nível do ombro. Depois de devolver o membro inferior à posição, flete-se o joelho e o pé volta ao solo. Estende-se então o outro membro inferior fazendo o mesmo exercício do outro lado.

Durante estes exercícios rotatórios, os ombros são mantidos no solo ou a parte superior do tronco pode ser rotada em direção *oposta* à da rotação dos membros inferiores. Mais uma vez, é enfatizada a realização destes exercícios lenta e suavemente, mantendo o dorso fletido com períodos de repouso entre cada excursão. Também neste exercício, devolve-se à posição inicial um membro inferior de cada vez.

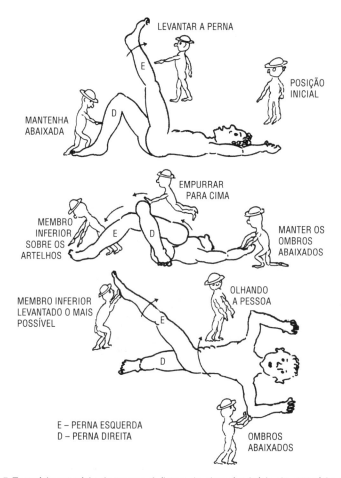

Figura 9.5 Exercício rotatório do tronco. A figura de cima é o início do exercício. A figura do meio visualiza o paciente debaixo e a figura de baixo olha a pessoa. Nessas figuras, o que está levantado é o membro inferior esquerdo. Finalmente, elevam-se ambos os membros inferiores.

EXERCÍCIO DE INCLINAÇÃO DA PELVE

A *inclinação da pelve* é um exercício muito recomendado para melhorar a postura e fortalecer os músculos abdominais e também alongar a região lombar. Este exercício pode ser iniciado em posição supina.

Na posição deitada de costas, com os joelhos e quadris fletidos e os pés apoiados no chão, a região lombar é firme e suavemente pressionada contra o solo e *ali* mantida. *Em nenhum momento deve-se permitir que a coluna lombar perca o contato com o solo* (Fig. 9.6). Na segunda fase do exercício com a região lombar mantida firmemente no solo, as nádegas (a pelve) são gradual e lentamente retiradas do solo. Este é um movimento conhecido como inclinação pélvica.

Neste exercício, a pelve pode ser erguida apenas a uma pequena distância do chão, pois se ela continuar se elevando, o fará devido ao arqueamento das costas, o que absolutamente, não é desejado.

Este exercício de inclinação pélvica faz o seguinte:

1. Alonga a região lombar.
2. Alonga os músculos das nádegas.
3. Fortalece os músculos abdominais.
4. Permite que o paciente tenha a sensação de inclinação da pelve.

Finalmente, este exercício pode ser realizado com as pernas se estendendo lenta e gradualmente, mas nunca até o ponto de ficarem totalmente retas no chão.

EXERCÍCIO DE INCLINAÇÃO DA PELVE EM POSIÇÃO DE PÉ

Este exercício deve ser feito na posição de pé se esta for a postura que o paciente deseja atingir. Ele fica de pé com os pés afastados a uma distância de 25 a 30 centímetros da parede e com os joelhos levemente fletidos. A região lombar é então pressionada contra a parede até que ele esteja fazendo o exercício deitado de costas com a coluna vertebral contra o solo. Quando a região lombar estiver pressionada contra a parede, a pelve é afastada da parede (Fig 9.7) do mesmo modo que se inclinava do chão no exercício anterior.

A NECESSIDADE DE MÚSCULOS ABDOMINAIS FORTES

Estabeleceu-se que "região lombar forte é aquela que apresenta músculos abdominais fortes". Por que se faz esta afirmativa? O ângulo da pelve determina o ângulo lombossacro.

Como foi mostrado na Figura 1.23, o *ângulo lombossacro* é o ângulo da superfície superior do sacro sobre o qual se apoia a coluna lombar. O sacro está em um ângulo. A coluna mantida ereta sobre o sacro deve-se curvar para permanecer acima do centro de gravidade. Quanto maior for o ângulo do sacro, maior a curva da coluna lombar. Quanto menor for o ângulo, menor a curva da coluna lombar (ver Fig. 1.22).

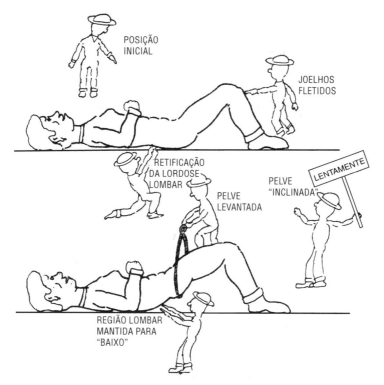

Figura 9.6 Exercício de "inclinação" da pelve. Este é um exercício de retificação da curvatura lombar para diminuir a lordose lombar e alongar os músculos abdominais e das nádegas. Ele também ensina ao paciente este "conceito".

A pelve é controlada atrás pelos músculos das nádegas que se inserem na coxa. A pelve é também influenciada pelo levantamento dos músculos abdominais. Na parte de trás, os músculos das nádegas abaixam a pelve. Na parte da frente, os músculos abdominais elevam a parte anterior da pelve. Juntos, estes músculos determinam o ângulo do sacro. Este é um dos fatores que determina a necessidade de músculos abdominais fortes.

Também foi demonstrada que uma parede abdominal firme comprime todo o conteúdo da cavidade abdominal. Dentro da cavidade abdominal há uma grande quantidade de ar, tanto no intestino quanto ao seu redor, indo desde o diafragma até a pelve. Esta cavidade é contida na frente pela parede abdominal e atrás pela coluna lombar, seus músculos e tecidos fáscias (a pele dos músculos),

Como essa cavidade abdominal é essencialmente um recipiente cheio de ar, ela tende a sustentar a coluna vertebral tal como um saco de viagem cheio de ar deve suportar uma haste flexível, que é neste caso a coluna vertebral.

Demonstrou-se nos laboratórios médicos que a pressão aplicada contra a parede abdominal pressiona a cavidade abdominal, o que reduz a pressão da gravidade sobre a coluna vertebral. Os músculos abdominais funcionam com esta capacidade.

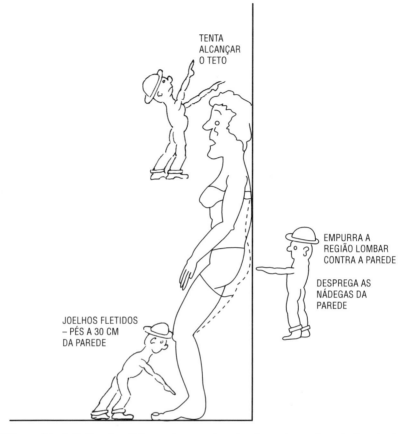

Figura 9.7 O exercício de inclinação pélvica ensina a postura de pé correta e reduz a lordose lombar.

Os músculos abdominais também se inserem nos tecidos conjuntivos dos ligamentos e da fáscia da região posterior da coluna vertebral, alongando-os quando os músculos se contraem. A fáscia estendida dos músculos posteriores da coluna vertebral torna-se forte sustentáculo dela. A musculatura abdominal tem, pois, vital importância no suporte da coluna vertebral.

EXERCÍCIOS ABDOMINAIS

Há muitos tipos de exercícios abdominais. É necessária uma palavra a respeito dos exercícios. Os exercícios são isométricos ou isotônicos. Isométrico significa que o músculo se contrai, mas não se encurta nem se alonga. Nos exercícios isotônicos, os músculos alongam-se e se encurtam. Ambos aumentam a força, mas os exercícios isométricos provavelmente aumentam a resistência.

EXERCÍCIOS ABDOMINAIS ISOTÔNICOS

O paciente deitado de costas com os joelhos e quadris fletidos começa *lentamente* a sentar-se. Para sentar-se, o paciente levanta a coluna vertebral do solo, o que impõe o esforço nos músculos abdominais, evitando algum arqueamento.

Como e com que freqüência a pessoa faz o exercício abdominal difere com o indivíduo e seu condicionamento físico. No início, o paciente ergue-se um pouco, mantém a posição (isotônico e isométrico) e depois volta lentamente à posição deitada, sendo isso tudo o que pode ser tolerado ou até mesmo possível.

A série, termo utilizado pelos atletas para especificar o número de exercícios realizados, varia, mas deve começar aumentando pouco e gradualmente. *A velocidade não é recomendada nem benéfica.* Recomenda-se repouso entre as séries.

Finalmente, a pessoa pode sentar-se completamente, desde a posição deitada até colocar o nariz no joelho.

EXERCÍCIO ABDOMINAL ISOMÉTRICO

Uma variação desse exercício abdominal isotônico é acrescentar o exercício isométrico, pois ele aumenta a resistência dos músculos da mesma forma com que o isotônico aumenta a força. Para acrescentar o exercício isométrico, a pessoa senta-se aos poucos, mantém-se por um instante e depois desce lentamente. O tempo de manutenção pode ser inicialmente breve, aumentando conforme a pessoa for adquirindo força e resistência.

EXERCÍCIOS ABDOMINAIS ISOMÉTRICOS INVERTIDOS

No início do recondicionamento de indivíduo malcondicionado, recomenda-se o inverso do exercício abdominal isométrico recém-descrito (Fig. 9.8). Neste exercício, a pessoa começa com os quadris e os joelhos fletidos e a região lombar fletida em uma postura totalmente inclinada para a frente, isto é, nariz nos joelhos. A pessoa agora lentamente curva-se para trás a partir da posição fletida, de aproximadamente 30 a 40 graus e mantém. Após um período de manutenção, a pessoa volta à posição totalmente sentada.

ONDE ESTÃO OS BRAÇOS?

Todos os exercícios abdominais descritos podem ser feitos com os braços em diferentes posições, dependendo das condições individuais. Com os braços na frente do corpo ou com as mãos atrás da cabeça e os cotovelos na frente, há menos demanda sobre os músculos abdominais. Se os cotovelos ficarem atrás da cabeça e as mãos também, há uma maior demanda dos músculos abdominais.

O objetivo do exercício abdominal é fortalecer e aumentar a resistência junto com a *tolerância* do indivíduo.

Não parece haver qualquer motivo para se voltar da posição ereta fletida para a totalmente deitada de costas e sentar-se novamente para fortalecer os músculos abdominais. Embora isto não seja contra-indicado, este exercício só poderá ser feito sem distender as costas depois que o paciente recuperar suficientemente a força.

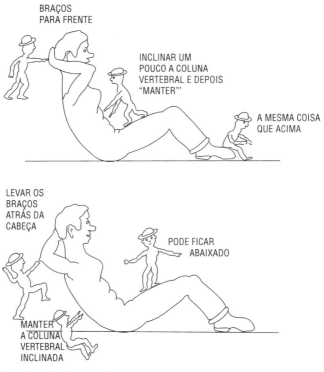

Figura 9.8 Exercícios abdominais "isométricos reversos". A pessoa "inclina" a coluna vertebral cerca de 25 a 30 graus e depois "segura". Isso contrai os músculos abdominais. Em primeiro lugar, mantêm-se os braços na frente do corpo com as mãos atrás da cabeça. Levar gradualmente os braços para "trás" da cabeça. Isso aumenta a demanda dos músculos abdominais. Manter, no começo por pouco tempo e depois por mais tempo, de acordo com a tolerância.

EXERCÍCIOS COM O MÚSCULO ABDOMINAL OBLÍQUO

Existem músculos no abdômen que não só fletem mas também rotam o tronco. São os músculos oblíquos, que devem ser fortalecidos. O exercício para tanto consiste em inclinar-se para trás não mais do que 25 a 30 graus nos exercícios isométricos, voltando então lentamente o corpo para a direita e mantê-lo.

Após um breve período de manutenção nessa posição inclinada para trás, com o tronco voltado para a direita, a pessoa volta a olhar para a frente, mas *ainda* inclinada para trás. A pessoa, ainda inclinada 25 a 30 graus para trás, volta-se para a esquerda e mantém. Finalmente, a pessoa retorna à linha média, ficando completamente de pé (Fig. 9.9). Descansa e repete.

RESUMO DOS EXERCÍCIOS

Os exercícios devem ser utilizados inicialmente para alongar, isto é, aumentar a flexibilidade, mas também podem aumentar simultaneamente a força e a resistência. À medida que o exercício torna-se fácil deve-se aumentar sua intensidade. A pressa causa perdas. O avanço muito rápido poderá lesar os músculos, retardando a recuperação.

QUAIS EXERCÍCIOS ABDOMINAIS NÃO FAZER?

Elevação da perna reta

Uma forma-padrão de exercício para alongar a parede abdominal é deitar-se de costas e depois levantar as pernas (Fig. 9.10). *Este não é um bom exercício*. Ele não deve ser feito especialmente quando ocorrer dor lombar durante ou depois de fazê-lo.

Como são erguidos os dois membros inferiores simultaneamente, a menos que os músculos da parede abdominal sejam muito poderosos, este exercício não pode ser realizado sem arquear a região lombar, porque as pernas são erguidas pelos músculos chamados de flexores do quadril. Esses flexores do quadril inserem-se na parte da frente das coxas e também na parte da frente da coluna lombar. O levantamento de ambas as pernas ao mesmo tempo aumenta a lordose da região lombar. Conseqüentemente, o exercício de elevação da perna reta, no qual se erguem ambas as pernas ao mesmo tempo com os joelhos totalmente estendidos, *não é bom* para a região lombar ou para os músculos abdominais.

Sentar com as pernas estendidas

Também *não é bom* o exercício com o tronco que vai da posição deitada de costas para a sentada com os joelhos estendidos. Mantendo as pernas estendidas, a maior parte do tronco começa a sair do solo pelos flexores do quadril (Fig. 9.11). Há um breve momento de arqueamento da região lombar durante o sentar, o que poderá provocar dor. Até que a musculatura abdominal tenha ficado suficientemente forte para permitir este exercício, ele deve ser realizado com os joelhos e quadris fletidos e os pés apoiados no solo, conforme é mostrado na Fig. 9.4.

É possível sentar-se a partir da posição deitada de costas quando os músculos abdominais forem suficientemente fortes (Fig. 9.12). Entretanto, isto sempre deve ser feito com um "enrolamento" gradual da região lombar, o que impede o arqueamento.

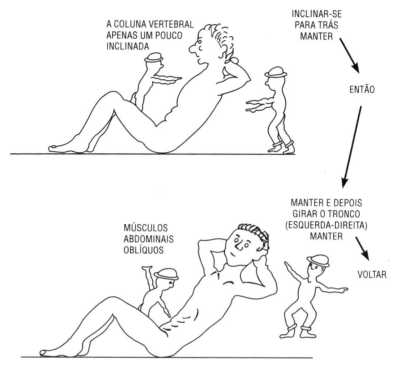

Figura 9.9 Exercício do músculo abdominal oblíquo. Este exercício começa, conforme se vê na Fig. 9.8, mas uma vez mantido a 25 a 30 graus, rota-se o tronco, mantendo-o e depois voltando diretamente para a frente. Um braço vai para a frente e o outro para trás. O tronco deve permanecer "fletido".

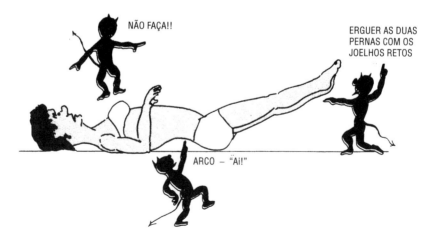

Figura 9.10 A elevação dos membros inferiores não é aconselhada, devido ao exagero da lordose provocar dor na região lombar.

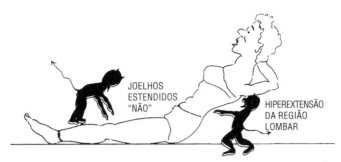

Figura 9.11 Exercício abdominal incorreto. Sentar-se com as pernas estendidas é errado. Neste exercício, há uma tendência de se arquear a região lombar.

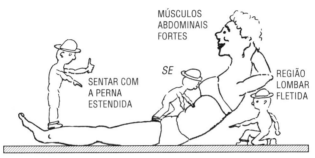

Figura 9.12 Sentar-se com os membros inferiores estendidos. Isso *só* é permitido se os músculos abdominais forem suficientemente fortes para que o paciente possa flexionar a coluna sem alterar a região lombar.

EXERCÍCIOS DE EXTENSÃO

Os exercícios da coluna vertebral devem ser apenas os de flexão da coluna vertebral, ou devem estender (arquear) a coluna vertebral? O que é normal?

Provocou-se uma agitação na última década devido à afirmativa de que a coluna vertebral estendida (arqueada) é normal e que a maioria das pessoas, quando não todas, curariam suas dores nas costas, recuperando e mantendo o arqueamento da região lombar. O arqueamento da região lombar é normal? As pessoas adquirem dor nas costas fletindo a coluna vertebral? As pessoas com dor lombar beneficiam-se mantendo a região lombar arqueada? Sim e não! Algumas pessoas se beneficiam e outras sofrem devido ao arqueamento da região lombar (Fig. 9.13). Algumas se beneficiam diminuindo a lordose.

Quem deve arquear a região lombar?

O que é apropriado? Quem deve fletir? Quem deve arquear? Todas as pessoas são iguais?

Os pacientes cuja região lombar está sujeita a exercícios de flexão prolongados para a frente, seja em sua atividade diária em decorrência de seus hábitos posturais, possivelmente *hiperestendem* os tecidos da coluna lombar, e, conseqüentemente, hiperestendem os tecidos da parte detrás de suas unidades funcionais.

Visualize a coluna vertebral fletida excessiva e persistentemente e depois flita as unidades funcionais. O ligamento superior e posterior, a bainha muscular, o ligamento longitudinal posterior e, concebivelmente, as fibras anulares posteriores – todas sensíveis – podem ser alongadas demais (ver Figs. 2.1 e 2.2).

Pode ocorrer a dor. Este tipo de paciente com lesão é o que trabalha abaixado para frente, senta abaixado para frente, ou tem uma lesão sustentada e aguda ou flexão repetida. Este paciente desenvolve dor lombar por estar em posição fletida.

O exame desse paciente revela uma inclinação excessiva e dolorosa para frente da região lombar. Essas pessoas possuem freqüentemente músculos isquiotibiais tensos. Eles são músculos da parte posterior das coxas que impedem a inclinação para a frente ou restringem o levantamento da perna reta. Via de regra, o raio X não serve para o diagnóstico.

Nesta condição, a dor é sentida na parte média da região lombar e, muitas vezes, os tecidos são sensíveis à pressão. A dor se reduz com o arqueamento da região lombar.

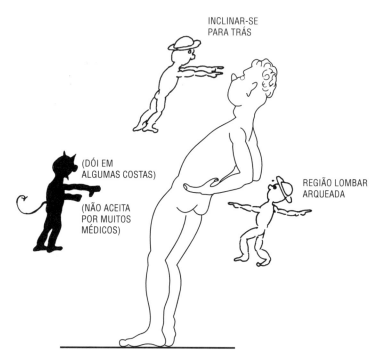

Figura 9.13 Lordose lombar dolorosa. Alguns pacientes não sentem dor lombar quando arqueados. Muitos ficam com dor lombar devido ao arqueamento excessivo. Deve-se determinar a resposta da pessoa para recomendar ou não exercícios de extensão.

TRATAMENTO ESTENDENDO A REGIÃO LOMBAR

O tratamento é evitar um maior alongamento dos tecidos já alongados demais. Isto se faz arqueando-se a região lombar e mantendo-a nessa posição enquanto estiver acordado, o que pode ser feito com exercícios, treinamento da postura, ou sustentando a região lombar em posição arqueada.

Podem ser feitas as seguintes recomendações aos pacientes cuja dor lombar foi reduzida porque recuperaram sua curva dorsal:
1. Dormir sobre o estômago.
2. Passar muito tempo deitado sobre o estômago apoiado nos cotovelos.
3. Devido a esta posição, os pacientes aumentam a lordose porque ficam deitados sobre o estômago e estendem os membros superiores. Eles estão pronados sobre as mãos com os cotovelos estendidos (Fig. 9.14).
4. Recomenda-se que se sentem com um travesseiro enrolado na base da região lombar para arqueá-la.
5. Devem ficar freqüentemente de pé durante o dia com a região lombar arqueada.
6. Evitar qualquer exercício ou atividade que flita a região lombar.

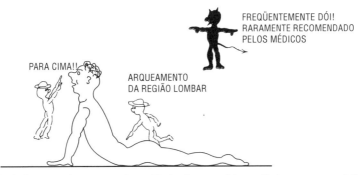

Figura 9.14 Posição para relaxamento da região lombar mantida muito tempo em posição super-inclinada.

É evidente que apenas uma certa porcentagem de pacientes preeenche esta categoria. Quando um paciente o faz, o tratamento é óbvio: arquear a região lombar (Fig. 9.15).

Uma pessoa que mantém a posição arqueada por muito tempo pode finalmente ajustar-se a essa posição. Os tecidos da região lombar que foram considerados hiper-estendidos e causa da dor agora se encurtam e ficam doloridos quando levemente estendidos. Esse tipo de paciente com dor lombar agora *não* reverte a lordose quando tenta se inclinar para a frente. A região lombar não se inclina. Quando tenta se inclinar, o paciente sente dor. Deve-se agora adicionar ao programa de exercícios diários um suave alongamento lombar, mas a postura diária deve continuar arqueada.

Embora haja uma fina linha de diferenciação, deve-se determinar a posição do movimento que causa a dor. Se a postura lordótica proporcionar alívio, ela deve ser aprendida. Se esta postura impede inclinação livre para a frente, ela deve ser corrigida.

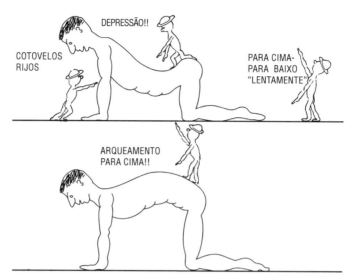

Figura 9.15 Arqueamento e flexão da região lombar. Na figura de cima, o paciente arqueia a região lombar. Na figura debaixo, ele flete a região lombar, fortalecendo os músculos abdominais e os das nádegas.

Não há dois pacientes semelhantes. Portanto, nunca dois pacientes recebem de rotina a mesma recomendação.

EXERCÍCIOS DE FLEXÃO LATERAL

Como mostrado no primeiro capítulo, os músculos da região lombar inserem-se nos processos transversos da unidade funcional. Tais inserções dão-se dos *lados* da coluna vertebral; por isso, quando os músculos se encurtam, eles inclinam a coluna vertebral para o lado, assim como o arqueamento se faz para trás (Fig. 9.16). Devido a essa inserção lateral, eles podem também relaxar e se alongar, permitindo a inclinação lateral (Fig. 9.17).

Devem ser feitos exercícios que permitam este movimento. Quando os membros inferiores afastam-se levemente com a pessoa ereta, um braço poderá alcançar o lado do membro inferior enquanto o outro braço passa sobre a cabeça do mesmo lado (Fig. 9.18).

Quando este exercício é feito lentamente com aumento gradual do alongamento, os músculos laterais do dorso e seu revestimento (fáscia) se alongam. Isso aumenta a flexibilidade do lado da inclinação.

Os músculos laterais também devem ser fortes. Isso pode ser obtido fletindo-os lateralmente contra alguma resistência. Um exercício para fazer isso é ficar de pé equilibrado sobre um membro inferior e depois lentamente elevar o outro membro inferior lateralmente o máximo possível, manter, e depois lentamente abaixá-lo até o solo (Fig. 9.19). Um peso preso ao tornozelo aumenta a resistência.

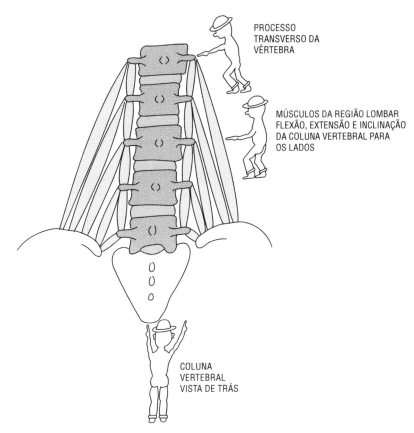

Figura 9.16 Músculos extensores que inclinam lateralmente a coluna vertebral.

TRAÇÃO: QUANDO, COMO E POR QUÊ?

Muitas outras formas de tratamento podem estirar os músculos lombares até onde eles possam ser estirados pelo exercício, e a forma de estiramento é essencialmente a tração. A tração é um estiramento passivo dos músculos e ligamentos lombares feito pelo paciente ou para ele.

Existem vários métodos de aplicação da tração sobre a região lombar. A forma mais simples é deitar-se de costas com os quadris e os joelhos fletidos, os membros inferiores sobre uma cadeira, sustentados por um travesseiro que levanta o corpo do assoalho (Fig. 9.20). Isto se baseia no mesmo princípio de tração que é aplicado a um paciente que baixou hospital para tração.

A tração pode ser aplicada com uma tipóia de lona presa na pelve por uma série de presilhas e pesos (Fig. 9.21). Este é um método empregado no hospital, mas também pode ser usado em casa.

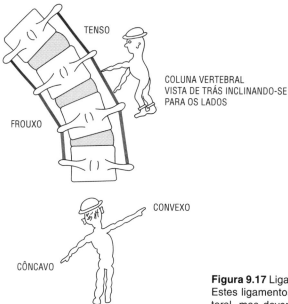

Figura 9.17 Ligamentos laterais da coluna vertebral. Estes ligamentos laterais permitem a inclinação lateral, mas devem ser mantidos flexíveis pelo exercício (ver Fig. 9.18).

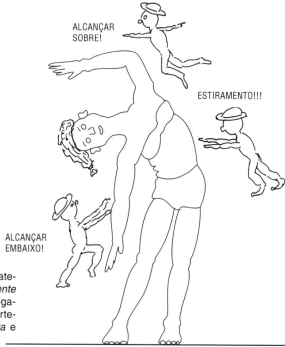

Figura 9.18 Exercício de inclinação lateral. Este exercício alonga *suavemente* os músculos (ver Fig. 9.16) e os ligamentos (ver Fig. 9.17) da coluna vertebral. O exercício deve ser feito *lenta* e *suavemente*.

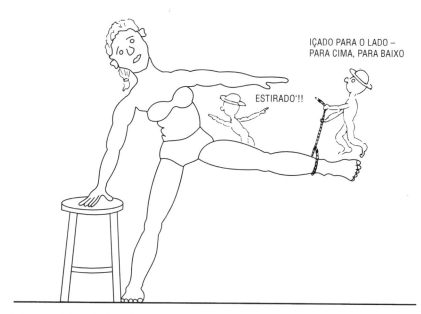

Figura 9.19 Exercício de inclinação lateral. Este exercício estira os músculos lombares laterais (ver Fig. 9.16) e o músculo lateral da coxa. *Não* se deve levar o membro inferior *muito para trás,* pois isso poderá arquear a região lombar.

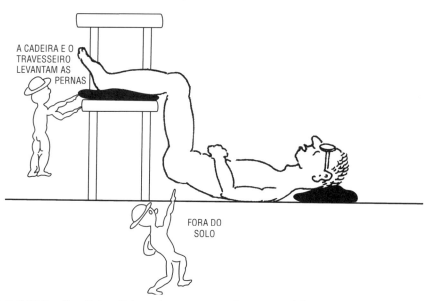

Figura 9.20 Tração pélvica. Colocando as pernas sobre uma cadeira com uma quantidade suficiente de travesseiros, levanta-se o corpo do chão. Isso flete e estende a região lombar. Permaneça nessa posição o mais tempo possível.

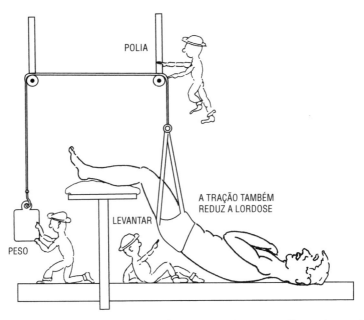

Figura 9.21 Tração pélvica de tipo hospitalar. O peso varia de 20 a 60 libras, de acordo com a tolerância do paciente e com seu tamanho e peso.

Tração da gravidade

Mais recentemente, tem se recomendado que a pessoa use seu próprio peso corporal e oscile de um braço para outro ou nos pés, para permitir que a gravidade seja a fonte de tração da coluna vertebral.

Aqui, a tração baseia-se no princípio de que o peso corporal usa a gravidade para estender a coluna vertebral. Nesse tipo de tração (Fig. 9.22), o corpo pode simplesmente inclinar-se ou o paciente poderá fazer exercícios enquanto estiver sendo tracionado.

Os exercícios feitos dentro dessas várias formas de tração são considerados benéficos. Os músculos contraem-se, relaxam, diminuem a lordose e alongam-se. A bainha do músculo, conhecida como fáscia e os ligamentos são alongados enquanto se elimina a gravidade.

Se a tração tiver sido benéfica, isto pode ter ocorrido somente por um curto período. O paciente poderá finalmente reassumir a postura ereta: ficar de pé, sentar-se, caminhar, inclinar-se e abaixar-se. Portanto, a tração deve ser suplementada com vários outros aspectos dos cuidados da região lombar, como o exercício, por exemplo.

O COLETE É INDICADO? QUANDO? DE QUE TIPO?

Algumas vezes, a pessoa com um pequeno defeito e/ou recorrência de lesões nas costas pode ser beneficiada pelo uso de um colete ou suporte nas costas.

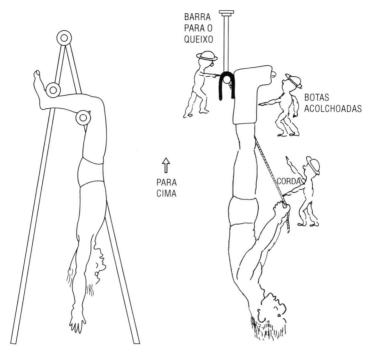

Figura 9.22 Tração pela gravidade. Existem vários tipos de equipamento para esta tração – pendurado pelos pés por meio das botas ou pelos joelhos. O princípio é o do peso da parte superior do corpo que estende *todos* os tecidos da região lombar: músculos, fáscias, ligamentos e, possivelmente, disco.

Há muitos conceitos a respeito do uso de coletes, mas seus princípios são os mesmos. Um suporte para a coluna lombar deve preeencher essencialmente os seguintes objetivos:
1. É preciso limitar o excesso de inclinação, extensão ou balanceio da região lombar.
2. Deve-se manter a boa postura, diminuindo o arqueamento com a pelve contraída ou inclinada.
3. O abdômen deve estar contraído de tal forma que a região lombar fique achatada (Fig. 9.23).

Esses três objetivos constituem a finalidade do colete: boa postura, tônus muscular e bom condicionamento.

Portanto, o valor do colete é assegurar que o paciente incline-se, sente-se ou fique de pé com a região lombar em posição correta. Ele impede a inclinação excessiva. O colete também *substitui* os músculos abdominais mantendo o abdômen e a região lombar planos.

Finalmente, o colete poderá anular o objetivo para o qual se destinava, permitindo que todos os tecidos que normalmente fazem isso se tornem preguiçosos. Os músculos não utilizados perdem a força e a resistência. Os ligamentos não estendidos delicadamente e um pouco tensionados perdem a elasticidade e o apoio. A mente não treinada para manter a boa postura e a função fica preguiçosa porque confia no colete.

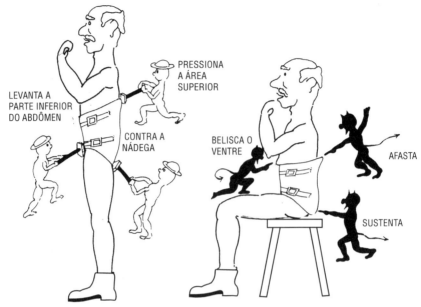

Figura 9.23 Colete lombossacro. A figura da esquerda mostra o feitio desejável do colete, mas também existem aspectos indesejáveis (figura da direita) de muitos coletes.

O colete pode ser inicialmente um amigo tornando-se depois um inimigo. Deve-se sempre considerar o colete como um meio para um fim. Além vestir o paciente com um colete, é preciso colocá-lo simultaneamente em um programa de exercícios, treinando-o na postura e atividades corretas.

O QUE FAZ A MANIPULAÇÃO?

A manipulação tem sido utilizada há séculos na tentativa de aliviar a dor lombar e considerada bem-sucedida em certo número de pacientes. Ninguém compreende totalmente o que a manipulação faz, nem quando, nem por que ou quando funciona. São oferecidas muitas explicacões, mas poucas serão aqui discutidas.

A manipulação envolve uma força imposta ao sistema musculoesquelético, causando rotação e tração. Neste texto, a manipulação aplica-se ao tratamento da região lombar.

A força necessária para a manipulação pode ser a chamada de alavanca longa ou de alavanca curta. Na primeira, a perna age como alavanca e o paciente deitado de lado tem a pelve rotada sobre a coluna vertebral por intermédio do membro inferior. Em uma alavanca curta, as mãos do manipulador são aplicadas diretamente na pelve ou na coluna vertebral. Depois de rotada completamente a coluna vertebral, é aplicado um pequeno empurrão, considerado como sendo de alta velocidade por uma curta distância. O empurrão rota *e* alonga a coluna vertebral deste lado (Fig. 9.24).

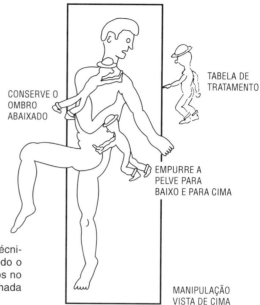

Figura 9.24 Manipulação rotatória. Esta técnica é considerada "global", pois se rota todo o corpo, a pelve em um sentido e os ombros no outro. O efeito não ocorre em determinada vértebra ou unidade funcional.

Quando o paciente aceita a manipulação, *esta deve ser delicada* e precisa, não devendo ser realizada quando houver possibilidade de lesão ou de pressão sobre as raízes nervosas. Não se deve realizar a manipulação se houver patologia óssea ou articular que possa ser prejudicada por ela.

Uma das teorias sobre as vantagens da manipulação é que esta destrava as articulações da coluna vertebral. Só é possível conceber a abertura da articulação facetária, mas isso ainda não foi comprovado. Não se pode devolver o disco intervertebral à sua posição central entre as vértebras, pois o disco não é o tecido que está sendo manipulado.

Provavelmente, o tecido mais afetado pela manipulação é o músculo da unidade funcional. Se essa unidade funcional da coluna vertebral estiver irritada ou inflamada devido a um movimento ou posição impróprios, ela poderá ficar entalada pelo espasmo muscular. Durante a manipulação, o músculo é alongado o mais possível, dando-se depois um novo alongamento como um empurrão. Tal movimento aplica geralmente uma rotação à coluna vertebral fletida. Esta posição particular alonga os músculos da região lombar. Quando o músculos são alongados, estendem-se tanto as fibras longas como as fusais (ver Fig. 1.24). O empurrão então alonga mais o fuso, eliminando o espasmo. Volta o movimento da unidade funcional.

É apenas uma hipótese que o espasmo do fuso muscular desapareça com a manipulação, mas isso parece factível, pois baseia-se no mesmo princípio do alongamento pelo exercício ou pela tração. Este princípio pode explicar por que a manipulação precedida por compressas quentes e úmidas, massagens ou alongamentos reduz subitamente o espasmo muscular das costas, aliviando a dor. A massagem e o alongamento muscular profundo realizados por diversas técnicas alcança freqüentemente os mesmos resultados.

Outra base para do envolvimento do músculo como o tecido afetado pela manipulação é que freqüentemente, depois da manipulação ou ajustamento bem-sucedido, o espasmo volta com dor na região lombar quando o paciente volta a sentar-se, ficar de pé, caminhar ou se inclinar.

Outra explicação plausível é que a manipulação reduz o espasmo e destrava as articulações da coluna vertebral devido ao seu efeito sobre a cápsula articular.

Toda articulação do corpo considerada como uma articulação sinovial deve ter:
1. uma cápsula envolvendo a articulação contendo
2. fluido lubrificante da articulação e
3. revestimento cartilaginoso das duas superfícies opostas que formam a articulação.

A cápsula é fina, bastante elástica e à prova d'água, ou seja, não permite vazamento do fluido. As articulações facetárias da coluna vertebral são articulações sinoviais.

As cápsulas articulares são supridas por diferentes tipos de nervos. Os nervos dos Tipos I e II agem de maneira reflexa, indo até a coluna vertebral desde a cápsula e se ligando aos outros nervos da medula, para voltar aos músculos da mesma vizinhança dessa articulação específica. Teoricamente, tais nervos podem relaxar ou contrair esses músculos. Os nervos do tipo III da cápsula transportam a sensação de dor.

Portanto, a lesão da coluna vertebral lesa a articulação facetária, irrita a cápsula e os nervos de tipos I e II, provocando espasmo. A manipulação pode interromper este ciclo, alongando a cápsula. Por sua vez, isso faz com que os músculos relaxem.

Isso explica o rápido alívio do espasmo e do retorno quase imediato do movimento da coluna vertebral após uma manipulação, a qual pode alongar abruptamente a cápsula. Esta teoria também explica por que, logo após a manipulação, podem voltar o espasmo e a escoliose. Os tecidos da cápsula das facetas permaneciam irritados e, por isso, suscetíveis ao retorno do espasmo protetor.

Tal teoria também explica a razão pela qual são necessários o exercício, o alinhamento e o treinamento corretos para o funcionamento normal da coluna vertebral, para superar a condição dolorosa aguda e evitar as recorrências.

Devem ser condenadas as manipulações repetidas se não forem acompanhadas por um programa completo de tratamento. Para ser bem-sucedida, a manipulação deve se fazer acompanhar de exercícios, melhora da postura e correção de outros fatores mecânicos. Deve-se considerar a manipulação como uma outra forma de tratamento utilizada para reduzir o espasmo muscular que afeta os tecidos inflamados da unidade funcional.

Se o valor da manipulação baseia-se no alongamento muscular é por isso que a unidade funcional da coluna lombar pode agora se fletir e voltar à postura totalmente ereta. Como foi dito no Capítulo 1, deve-se lembrar que a coluna vertebral flete-se para a frente quando os músculos das costas se alongam, voltando à posição ereta quando se encurtam. Sem flexibilidade, a coluna vertebral não funciona.

Nunca é demais destacar que a manipulação deve ser feita sempre cuidadosa, delicada e precisamente. A manipulação corporal também deve sempre ser seguida por outros métodos considerados necessários para realinhar a postura, recuperar a flexibilidade e funcionar normalmente nas atividades diárias.

CAMINHAR: BOM OU MAU?

Caminhar ativamente, balançando os braços e ondulando-os ritmicamente de um lado para outro, alonga e fortalece os músculos laterais do tronco. Isso é bom e recomendável (Fig 9.25).

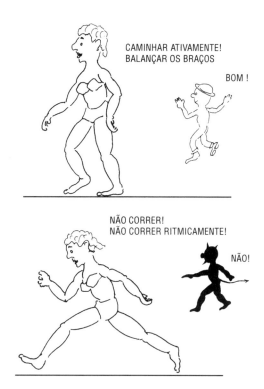

Figura 9.25 Caminhada: bom. *Jogging*: mau. Corrida: aceitável.

CORRER OU FAZER *JOGGING* É BOM PARA AS COSTAS?

É aceitavel que a pessoa sem dor lombar ou que não estiver sujeita a ter dores lombares repetidas corra normalmente ou a passos moderados por outros motivos.

A pessoa com dor lombar recorrente ou persistente *não* deve correr. A corrida lenta (*jogging*) é realizada com alguma lordose e com o corpo um pouco na frente do centro de gravidade. Cada passo da perna dominante abala o dorso com um impacto de algumas vezes o peso corporal. Correr mais rápido do que no *jogging* reduz a freqüência e a duração da batida da perna dominante no chão. Na corrida, o pé geralmente aterrissa sobre os artelhos e não sobre o calcanhar, reduzindo, assim, o abalo. Correr é aceitável, a não ser que quando a pessoa se cansa, a corrida transforma-se em *jogging*.

Pode-se dizer que é permitido correr, mas que este não é um exercício recomendado ao paciente com dor lombar.

DOR LOMBAR RECORRENTE

Depois que desaparecer a dor lombar de início súbito e o paciente recuperar a força e a flexibilidade com exercícios adequados, deve-se fazer todo o possível para evitar a recidiva. É preciso recuperar e manter a flexibilidade do dorso, tanto na flexão quanto na inclinação lateral. *Os exercícios devem se tornar um meio de vida.* Também é preciso manter a força muscular.

Agora, para evitar outras lesões, devemos evitar o uso das costas de maneira inadequada. É preciso recuperar e conservar a postura correta, assunto já discutido no Capítulo 3. É preciso praticar até automatizar o sentar e o levantar. Isso também foi discutido no Capítulo 3.

A MANEIRA ERRADA DE SE INCLINAR E DE LEVANTAR

Deve-se evitar a maneira imprópria de se inclinar e de levantar, como se observou no Capítulo 3 como sendo causa de dor lombar. Parece indicada uma discussão sobre o assunto, pois esta função, feita incorretamente, é uma causa freqüente de dor e lesão lombar. Contudo, releia o Capítulo 3.

USANDO OS MÚSCULOS FORTALECIDOS

Se a região posterior da coluna (lombar) não for usada de forma correta, o fortalecimento dos músculos abdominais, flexores (inclinadores) ou oblíquos (rotadores), assim como os da região lombar, não terá grande valia.

Mecânica corporal: a Escola da Postura (*The Back School*)

O ensino e o treinamento do indivíduo no uso apropriado da coluna vertebral são conhecidos como mecânica corporal. Esta é a intenção do programa correntemente defendido na *Escola da Postura*. A Escola da Postura ensina o paciente a como usar corretamente o dorso.

A Escola ensina a postura correta. Ela ensina a pessoa a como se inclinar, abaixar-se, acocorar-se e reassumir de forma correta a posição ereta. Ensina a pessoa a como inclinar-se e levantar-se adequadamente. Também ensina o que a pessoa não deve fazer porque poderá provocar dor, distensão e estresse, lesando as costas.

Inclinar-se corretamente

Como foi dito no Capítulo 1, a pessoa fica totalmente ereta com os músculos e ligamentos lombares relaxados. A região lombar é sustentada pela pressão dentro dos discos. A postura ereta correta não exige esforço. Quando a pessoa começa a inclinar-se para a frente, como para levantar ou tocar alguma coisa na frente do corpo, os músculos das costas imediatamente contraem-se no momento em que a pessoa começa a se inclinar para a frente, na frente do centro de gravidade.

Como foi mostrado no primeiro capítulo, esses músculos muito pequenos e poderosos originam-se em um processo transverso e se inserem no processo transverso de cima, permitindo a abertura do processo superior. Cada unidade funcional inclina-se de aproximadamente 8 graus, quando os músculos não se alongam mais. Tal alongamento lento dos músculos eretores impede a flexão rápida da unidade funcional.

Esses músculos alongam-se gradualmente, desacelerando lentamente a quantidade e a velocidade da inclinação da coluna vertebral, velocidade esta que determina a taxa de inclinação da coluna vertebral. A flexão lenta de até 8 graus da unidade funcional permite que a coluna lombar (cinco unidades funcionais) incline-se aproximadamente 45 graus, a partir da postura ereta lordótica. Isso significa que quando uma pessoa inclina-se para a frente, a coluna lombar inclina-se até 45 graus sem precisar de qualquer movimento da pelve sobre as articulações dos quadris. Cada uma das cinco unidades que formam a coluna lombar precisa se inclinar cerca de 8 a 10 graus. Para permitir tal flexão, os músculos precisam ser flexíveis e treinados para se alongarem lenta e suavemente. Isso é assunto de exercícios e treinamento.

Depois que a coluna lombar fletiu até 45 graus, a pelve – sobre a qual se equilibra a coluna vertebral – precisa rotar gradual e lentamente. Essa rotação pélvica dá-se ao redor das articulações dos quadris. Ocorrem simultaneamente tanto a rotação pélvica em torno das articulações dos quadris quanto a inclinação para a frente da região lombar, até que a pessoa tenha se inclinado totalmente para a frente.

Neste ponto de flexão total, a coluna lombar e a pelve, todos os tecidos da pelve, as partes posteriores dos músculos das coxas e a região lombar estenderam-se o mais possível, terminando a inclinação para a frente.

REEXTENSÃO ATÉ A POSIÇÃO ERETA

A pessoa que se inclinou deve voltar à posição totalmente ereta. Isso deve ser feito de maneira simétrica e sincrônica, fazendo exatamente o trajeto oposto do movimento do dorso e da pelve que se inclinam para a frente. O retorno à posição ereta é feito com o dorso permanecendo inclinado para a frente, enquanto a pelve rota ao redor das articulações dos quadris. A pelve continua rotando até que a coluna lombar esteja inclinada cerca de 45 graus na frente do centro de gravidade. Neste ponto da reextensão, e somente então, a coluna lombar começa a voltar à posição lordótica.

Para recuperar a lordose lombar, os músculos dorsais, que até o momento eram usados passivamente, precisam se encurtar para aproximar os processos transversos dos processos espinhosos. A recuperação da lordose ocorre nos últimos 45 graus de reextensão. Depois que a coluna vertebral ficou totalmente ereta, a pelve fica totalmente desrotada e a coluna lombar recupera sua lordose (Fig. 9.26).

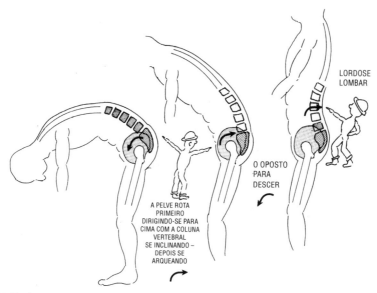

Figura 9.26 Estágios no movimento de retorno à extensão da coluna vertebral. A coluna lombar permanece fletida. Somente a pelve se "desenrola". A 45 graus, a coluna lombar recupera sua lordose.

    A Escola da Postura treina os pacientes para fazer corretamente a reextensão, a qual até a postura ereta, é feita com os joelhos fletidos, permitindo que a pelve rote e desrote mais eficientemente do que se os membros inferiores estivessem estendidos.

    Para juntar um objeto do chão, ou presumindo que o objeto está sendo levantado, quando a coluna vertebral volta à posição ereta, seja o que for que tenha sido erguido, deverá estar perto do corpo. O objeto também deve ser levantado na frente do corpo (Fig. 9.27).

A COLUNA VERTEBRAL BALANCEIA NA INCLINAÇÃO E NA REEXTENSÃO?

    A inclinação deve sempre ser da frente para trás, sem nenhum giro, balanceio ou rotação. A razão da inclinação para a frente dessa maneira é que o alinhamento das articulações facetárias só permite essencialmente movimentos de inclinação e de reextensão e não os de se voltar ou balancear.

    Depois que nos inclinamos para a frente, podemos entretanto balançar um pouco para a direita ou para a esquerda, rotando a coluna vertebral (Fig. 9.28). Isso coloca a coluna vertebral em alinhamento assimétrico. Como a coluna vertebral impede que a posição ereta incline-se para a frente com alguma rotação, se ela não *desrotar*, simétrica e sincronicamente, as articulações do dorso saem do alinhamento. Essa volta incorreta à posição ereta poderá provocar a compressão das facetas.

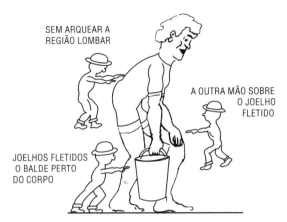

Figura 9.27 Elevação correta de objetos por um membro superior.

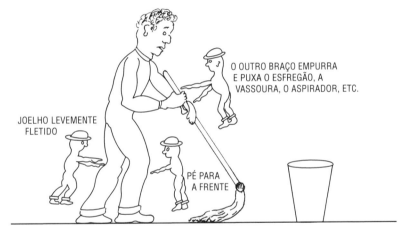

Figura 9.28 "Princípio diagonal" de esfregar, aspirar e assim por diante.

CAUSA MAIS FREQÜENTE DE LESÃO DA REGIÃO LOMBAR

Inclinar-se para frente incorretamente, tentando recuperar a posição ereta quando o corpo já girou e balanceou para a direita ou para a esquerda da linha média é uma das causas mais comuns de lesão das costas.

Além da desrotação incorreta, poderá ocorrer uma lesão se a coluna vertebral recuperar sua lordose antes de atingir os 45 graus de flexão na reextensão. Conseqüentemente, a Escola da Postura ensina a pessoa a juntar os objetos do solo ou de uma mesa na sua frente simplesmente inclinando-se para a frente e se reestendendo em linha reta sem rotação, não recuperando a lordose antes da reextensão até a postura inclinada de 45 graus para frente (Fig. 9.29).

LEVANTAMENTO CORRETO

Levantar um objeto de maneira correta requer que a mente e o corpo estejam orientados quanto ao tamanho e o peso do objeto, a distância que o objeto deve ser levantado e onde e em que posição e direção ele deve ser colocado. Se a mente estiver corretamente orientada, embora seja uma decisão momentânea, é duvidoso que o corpo faça incorretamente a tarefa.

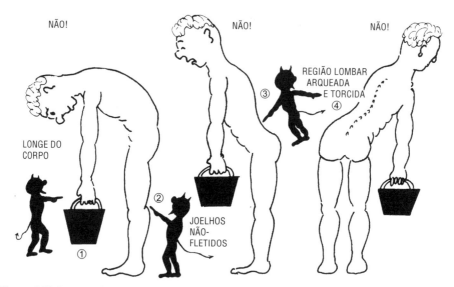

Figura 9.29 Aspectos incorretos de levantar objetos que podem lesar a região lombar: (1) O objeto é levantado longe do corpo; (2) levantamento sem fletir os joelhos; (3) recuperar prematuramente a lordose; (4) inclinar, balancear e voltar incorretamente à posição ereta.

Uma vez determinados o tamanho, o peso, a direção e a velocidade do levantamento do objeto, este deve ser levantado diretamente na frente e perto do corpo. Depois que o corpo endireitou-se totalmente, com o objeto levantado perto dele, o corpo poderá então pôr o objeto no local em que eventualmente deverá ser depositado.

Se o objeto que está sendo levantado for pesado, a pessoa deve caminhar em torno dele na mesma direção em vez de balançar o corpo. Se o objeto for aceitavelmente leve, pode-se rotar o corpo até a posição totalmente ereta depositando-se o objeto no local desejado.

Entretanto, qualquer rotação é perigosa, pois, com os pés plantados firmemente no solo, o balanceio do tronco poderá lesar a região lombar. Sempre que possível, os pés devem *caminhar ao redor* abaixando o objeto e o depositando corretamente, ou seja, com o joelho profundamente fletido e mantendo o objeto perto e na frente do corpo, fazendo a maior parte do trabalho com a região lombar razoavelmente plana e os joelhos fletidos.

HÁBITO

Quanto mais for praticada a inclinação e a reextensão corretas, mais profundamente arraigada ela ficará. O hábito deixa agora o paciente em bom estado. Uma pessoa ensinada e treinada que pratica a inclinação, o abaixamento e a reextensão corretas até a posição ereta o fará automaticamente, a não ser que algo inesperado ocorra. O objetivo da Escola da Postura é proporcionar treinamento, prática e repetição da inclinação e levantamento corretos.

Como já foi dito anteriormente, uma das causas mais freqüentes de dor nas costas é que, apesar de todo o treinamento, uma distração *inesperada* poderá fazer com que a pessoa incline-se, balanceie e se erga ou se acocore de maneira errada. Essa distração poderá ser raiva, impaciência, pressa, depressão ou tensão, entre outras.

O objetivo da Escola da Postura é ensinar o movimento correto do corpo na esperança de que o paciente fique condicionado, não permitindo a realização de movimentos errados durante os períodos de distração.

QUANDO SE CONSIDERA CRÔNICA A DOR LOMBAR?

Um último capítulo deve ser dedicado ao tratamento da dor crônica. O paciente com dor crônica é aquele que continua a sentir dor depois de um longo tempo no qual não respondeu a medidas de tratamento conservador geralmente eficazes. Estas são pessoas com dor lombar crônica e incapacidade lombar crônica que não respondem ao tratamento e que não recuperam o conforto e a função.

CONCLUSÃO

Neste capítulo discutimos o tratamento da dor lombar aguda e a causa e prevenção da dor lombar recorrente. É evidente que devem ser considerados todos os tecidos moles da unidade funcional no tratamento da dor lombar. Devem-se considerar todos os tecidos moles, inclusive os músculos, seu revestimento, as fáscias, os ligamentos, as cápsulas articulares e tecidos como as cartilagens articulares, disco e raízes nervosas contidos na unidade funcional.

CAPÍTULO 10

Cirurgia

INDICAÇÕES

Geralmente a cirurgia é indicada se o paciente apresentar evidências de uma possível lesão do nervo que não melhora depois de um período razoável de tratamento conservador. O paciente considerado candidato à cirurgia apresenta evidências objetivas de lesão da raiz nervosa. A sensação de dormência torna definitiva a perda de sensação da pele. É possível demonstrar a fraqueza de certos grupos musculares que recebem suprimento nervoso de determinada raiz nervosa.

Considera-se urgente a cirurgia se o paciente apresentar perda da função intestinal ou da bexiga urinária. Existem testes especiais que podem determinar se a dificuldade de defecar é provocada pela lesão dos nervos que vão para o intestino ou para a bexiga e não por outras causas não-relacionadas.

CIRURGIA PARA ALIVIAR A DOR?

Uma indicação da cirurgia não pode ser simplesmente a de aliviar a dor. Muitas vezes, os pacientes que sentem dor persistente podem levar o cirurgião a considerar a intervenção cirúrgica, apesar dos poucos sinais objetivos de lesão nervosa. Portanto, a dor é subjetiva, sendo influenciada pelas emoções e colorida pelos ganhos secundários. É difícil determinar objetivamente se é possível esperar, prever ou assegurar a remo-ção cirúrgica da dor. O potencial de seqüelas indesejáveis, tanto físicas como psicológicas da cirurgia malsucedida, dissuade o cirurgião experiente de se apressar em intervir cirurgicamente.

CIRURGIA: POR QUEM?

Discute-se se a cirurgia deve ser realizada por um neurocirurgião, pois envolve nervos, ou por um cirurgião ortopédico, pois envolve ossos e articulações. Ambos podem ser competentes, dependendo do treinamento e da freqüência com que realizam este procedimento. A consulta e a recomendação por um médico de família poderá influir na decisão de quem irá realizar a cirurgia. Um boa recomendação é a oferecida por uma escola de medicina ou associação médica. Poderá ser uma boa referência os resultados satisfatórios obtidos em muitos pacientes confiáveis. Recomenda-se fazer a cirurgia em hospital de alto padrão com um cirurgião especializado. Deve-se solicitar ao cirurgião o título de especialista e comprovantes de sua experiência no assunto.

LAMINECTOMIA OU LAMINOTOMIA?

O objetivo da cirurgia é remover os tecidos lesados da unidade funcional. Esse tecido que está pressionando a raiz nervosa é, via de regra, uma protrusão do material do disco ou uma esquírula óssea conhecida como osteófito (Fig. 10.1).

A laminectomia ou laminotomia é a abordagem cirúrgica para ver e remover o disco ou o osteófito (ver Fig. 10.1). A *laminotomia* implica remoção de uma parte suficiente da lâmina, para ver o nervo dentro do canal neural ou do forame. A *laminectomia* implica remoção de *toda* a metade da lâmina, proporcionando assim uma melhor visão do disco e dos nervos ou o alargamento do canal neural para liberar a raiz nervosa (Fig. 10.2).

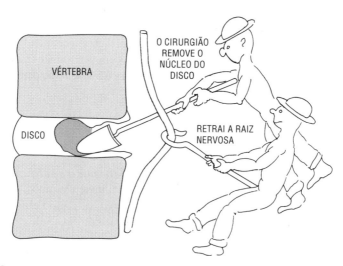

Figura 10.1 Cirurgia do disco. Esta cirurgia é essencialmente a remoção do núcleo (chamada de nucleotomia), sendo muitas vezes denominada de discectomia. A laminotomia ou laminectomia, que faz parte desta cirurgia, é discutida no texto e mostrada na Fig. 10.2.

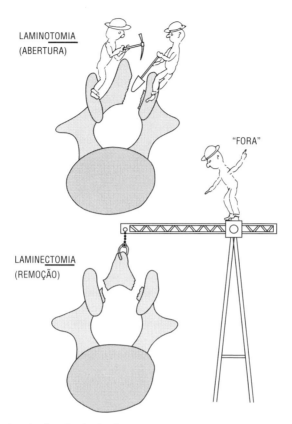

Figura 10.2 Laminectomia e laminotomia.

A *foraminotomia* é uma técnica de alargamento do forame que se confirmou ser estreito demais ou deformado por uma esquírula óssea, sendo, por isso, muito estreito para a raiz nervosa emergente. Antes da cirugia, confirma-se a suspeita de estreitamento do forame por sua visualização em radiografias oblíquas, esquadrinhamento CAT e/ou mielograma. Algumas vezes, o cirurgião só pode visualizar o estreitamento do forame durante a cirurgia.

A cirurgia do disco é essencialmente uma *nucleotomia**. De fato, é o núcleo que sai do disco, exigindo sua remoção cirúrgica. É esta parte do disco que geralmente causa a lesão nervosa. A cirurgia não apenas remove a protrusão, a parte rota do núcleo que pressiona o nervo, mas tende, também, a remover todo o núcleo remanescente dentro do disco. Qualquer parte remanescente do núcleo após a cirurgia poderá finalmente fazer uma nova protrusão ou ruptura.

---

* N. do R.T. Nucleotomia = remoção do núcleo do disco intervertebral.

O anel do disco, que normalmente envolve e contém o núcleo, deve ser rompido para permitir a protrusão ou se romper saindo do núcleo. Portanto, durante a cirurgia, deve-se fazer uma abertura maior do anel, removendo o núcleo lesado. Se o núcleo saiu completamente do anel que o contém, poderá permanecer fora do disco como um fragmento dentro do canal neural. Esse fragmento pode flutuar livremente ou ficar preso entre o corpo vertebral e o nervo, pondo, assim, o nervo em grande tensão.

ARTRODESE DA COLUNA VERTEBRAL

O que é? O que se faz? Por que se faz?

Inicialmente, acreditava-se que a perda do disco, seja por ruptura ou por cirurgia, seria o que tornava instável esta unidade funcional em particular. Considerava-se instável porque implicava o colapso de uma vértebra sobre a adjacente, dentro da unidade funcional. Podia-se, então, esperar um movimento anormal excessivo dos corpos vertebrais, pois as vértebras não mais se mantinham separadas pelo disco normalmente expandido.

O suporte de peso sobre esta unidade funcional sem núcleo e disco funcionantes deveria assim, cair sobre as facetas articulares, causando um maior deslizamento. Evidentemente, o forame estreitava-se e se deformava.

Poderá a artrodese impedir isso?

Com a artrodese, é colocado um novo osso entre as facetas articulares e a lâmina. Obtém-se o osso cortando-se o tamanho e a forma exatas de um pedaço da pelve do indivíduo, durante a mesma cirurgia. Preparam-se as facetas articulares da unidade funcional que irão receber a fusão óssea. Os novos fragmentos ósseos serão encaixados ali. Prepara-se o local receptor raspando-se a cartilagem das facetas articulares. Eventualmente, o novo pedaço de osso é encaixado entre os dois ossos raspados. Ele é incorporado por um dos ossos, fundindo-se na unidade funcional.

A artrodese esta sendo cada vez mais considerada de pouca valia ou vantagem. Raramente é indicada. Considera-se sua indicação apenas quando parece haver movimento excessivo entre duas vértebras e esse movimento anormal provoca dor ou lesão nervosa.

QUIMIOPAPAÍNA

Sabe-se que um derivado da papaia polinésia funciona como amaciante de carne, sendo chamado de enzima proteolítica. *Proteo* significa proteína, e *lítico*, dissolução. O suco de papaia injetado no disco intervertebral dissolve o núcleo, que é proteína (Fig. 10.3). A injeção de papaína no núcleo faz o que a cirurgia tenta fazer: remover o núcleo.

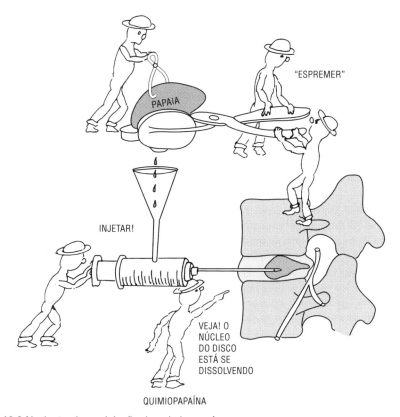

Figura 10.3 Nucleotomia por injeção de quimiopapaína.

A papaia também digere tanto o anel quanto o núcleo, estreitando, assim, o espaço do disco. A quimiopapaína, que é o termo aplicado ao suco de papaia, era considerada capaz de lesar a bainha e os ligamentos do nervo, e por isto tal procedimento não é permitido nos Estados Unidos. Entretanto, já foram estabelecidos cientificamente seu valor e segurança, tendo seu uso sido aprovado pela FDA.

FRACASSO DA CIRURGIA LOMBAR

Este é um termo atualmente empregado para a cirurgia malsucedida ou para a cirurgia para corrigir uma cirurgia anterior fracassada – cirurgia aparentemente realizada corretamente depois que uma indicação clara de cirurgia não atingiu sua finalidade, ou seja, aliviar a dor nas costas, a dor no membro inferior, a dormência e/ou a fraqueza. Os motivos do fracasso da cirurgia são muitos, mas ele indica falta de conhecimento de muitas causas de dor lombar e ciática. A resposta para um tratamento exitoso da doença do disco não é apenas cortar fora o que parece ser um tecido ofensivo.

A dor é um sintoma subjetivo que não pode ser removido com o bisturi, apesar do entusiasmo de muitos cirurgiões. É interessante saber que o número de cirurgias na coluna vertebral feitas nos Estados Unidos excede em muito as realizadas na Europa. Também é interessante saber que é nos Estados Unidos que há um maior número de cirurgias na coluna vertebral fracassadas.

A cirurgia muitas vezes acrescenta novas e diferentes dores e deficiências às já existentes antes dela, razão pela qual aumenta a relutância de muitos pacientes e médicos em considerar a intervenção cirúrgica.

É preciso lembrar que o que está sendo operado é uma pessoa e não um segmento anatômico da coluna vertebral, um disco, um teste anormal ou uma dor que não respondeu ao tratamento conservador.

CAPÍTULO 11

Causas especiais de dor lombar

ESPONDILÓLISE E ESPONDILOLISTESE

Dentre as numerosas causas mecânicas de dor lombar, há duas que merecem menção. Elas são a espondilólise e a espondilolistese. O termo *espondilo* lembra espinha (coluna), enquanto *lise* significa um defeito devido à incapacidade dos ossos de se unir no início de sua formação. O termo *listese* significa deslizar.

Espondilólise

Na primeira infância, os arcos ósseos que envolvem o canal dural, formado pelos pedículos, lâminas e processos, não formam um anel completo. Há fragmentos separados de ossos que gradual e finalmente mantêm-se juntos, fundindo-se em um osso contínuo.

Estes fragmentos ósseos podem não se fundir na região das lâminas, resultando no defeito que foi chamado de *lise*. Esse defeito pode ser uni ou bilateral, podendo ocorrer em uma ou em ambas as lâminas. A lise é observada freqüentemente aos raios X, mas pode não ser significativa, não provocando dor ou distúrbio.

Espondilolistese

Se a lise das estruturas ósseas dos corpos vertebrais L4 e L5 permitir uma separação definitiva, o corpo vertebral mais elevado poderá deslizar para a frente sobre a vértebra imediatamente abaixo dele. Tal deslizamento é permitido porque a lise o separou. O deslizamento de uma vértebra sobre a imediatamente inferior é chamado de *listese* (Fig.11.1).

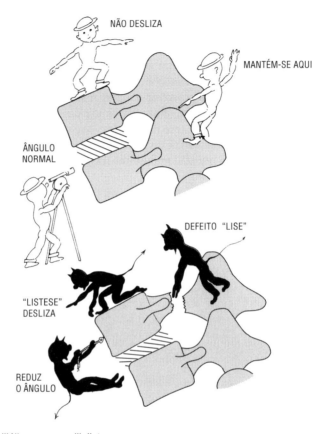

Figura 11.1 Espondilólise e espondilolistese.

Na listese, quando a vértebra desliza sobre outra de maneira excessiva ou anormal, o corte é imposto sobre o disco que normalmente mantém juntos os dois corpos vertebrais. Este corte no disco provoca uma lesão estressando, distorcendo e rompendo as fibras do anel. Há desidratação do disco porque o fluido exsuda.

O disco não é o único espaço que se estreita, mas os forames, dependendo do espaço intacto do disco, deformam-se e se estreitam. A dor na região lombar pode ter origem nesse estreitamento do disco devido ao deslizamento para frente dos corpos vertebrais. A dor nos membros inferiores pode ter origem no forame deformado e nas raízes nervosas irritadas.

Um defeito na lise é normalmente preenchido com tecido fibroso. Esse tecido cicatricial também evita o deslizamento para a frente, ou pelo menos impede um deslizamento rápido ou excessivo. Uma pessoa pode passar toda a vida sem dor ou disfunção causada pela lise porque o tecido fibroso pode manter sempre os ossos juntos.

O tecido fibroso que preenche a lise pode ser defeituoso ou lesado, permitindo a separação e a listese. Isso poderá provocar dor e/ou deficiência.

Tratamento da lise e da listese

Se houver lise bilateral, a vértebra inferior, que deveria permitir o deslizamento para a frente da vértebra superior devido à sua angulação, pode ser realinhada para diminuir o ângulo. A vértebra de cima não tem um ângulo agudo sobre o qual deslizar. Há menor tendência de a lise aumentar provocando uma listese.

Se ocorrer uma listese, e se progredir e se tornar sintomática, pode ser necessária a cirurgia. O objetivo da cirurgia nesta situação é fundir cirurgicamente a lise, evitando a listese. Infelizmente, o reparo da listese raramente corrige o grau de deslizamento para a frente, simplesmente interrompendo neste ponto o deslizamento para a frente.

Além da fusão da lise, é possível remover os fragmentos ósseos remanescentes atrás da lise que podem causar dor.

CÂNCER

O câncer é considerado uma das causas mais sinistras de dor lombar. Ele pode ser primário ou secundário. Primário é o câncer que começa nos ossos e instala-se no seu interior, disseminando-se pelas áreas circundantes.

Este tipo de câncer causa dor que é insidiosa, pois constante ou noturna. A dor começa à noite, mantendo freqüentemente o paciente acordado. Esses dois fatores – (1) dor constante, inicialmente à noite e (2) dor não-relacionada ao movimento, à posição ou à atividade – são indícios para o médico de que o problema não é mecânico, mas que está dentro dos ossos.

Há outros sinais associados freqüentemente com o câncer, como a perda de peso, a fadiga e a perda de apetite. Se o câncer já se disseminou, poderá provocar sintomas nos órgãos para os quais se espalhou.

O câncer do osso é observado seguidamente nas radiografias de rotina e depois na cintilografia e na tomografia axial computadorizada. O tratamento depende do tipo de tecido do câncer, de se é primário ou metastático, bem como de seu estágio.

ARTRITE

Infelizmente, o termo artrite é mal-empregado como diagnóstico de causa de dor nas costas.

Na artrite inflamatória aguda da variante reumatóide, a mais freqüente é a espondilite reumatóide de Marie-Strumpell. Trata-se da artrite reumatóide da coluna vertebral, de onde provém o termo *espondilite anquilosante*. O termo anquilosante significa endurecimento e rigidez. Esta doença inflamatória da coluna vertebral provoca uma condição chamada de coluna de bambu.

A espondilite anquilosante é uma doença que ocorre com freqüência 10 vezes maior entre os homens do que entre as mulheres e, amiúde, em membros da mesma família. Esta condição, que se manifesta em homens jovens no fim da adolescência ou antes dos 20 anos de idade, começa com um desconforto na região lombar descrito como endurecimento ou dor, geralmente sentido de manhã. No começo, o desconforto é tão insignificante que o paciente não vai ao médico. No entanto, à medida que o tempo passa, aumentam a gravidade, a limitação e o enrijecimento. O diagnóstico de espondilite anquilosante é sugerido no homem jovem com enrijecimento matutino, que aumenta com a atividade. Gradualmente, as radiografias irão mostrar um endurecimento ou obliteração das articulações sacroilíacas. Estas articulações são encontradas entre o ílio e o sacro, como foi mostrado no Capítulo 1. Em pacientes com espondilite anquilosante, esta articulação mostra-se imprecisa e eventualmente se solidifica e se funde. Os ligamentos que percorrem toda a coluna vertebral vão pouco a pouco se calcificando. Os ossos sofrem descalcificação (osteoporose), ficando com aparência de bambu nas imagens radiográficas. Há testes sangüíneos especiais que ajudam a confirmar o diagnóstico de espondilite anquilosante.

Nesse momento, o aspecto da doença é que, embora a dor e o desconforto possam ser aliviados com exercícios e medicamentos, ela continua com maior enrijecimento. A intenção do tratamento é manter a coluna vertebral endurecida funcional e esteticamente aceitável do pescoço ao sacro.

ARTRITE REUMATÓIDE

A artrite reumatóide, ao contrário da espondilite anquilosante, ataca três vezes mais as mulheres do que os homens. A artrite reumatóide é inflamatória, afetando em geral as articulações periféricas, como as das mãos, cotovelos, pés, artelhos e joelhos, entre outras, antes de envolver a coluna vertebral. Entretanto, a coluna vertebral também está sujeita a alterações inflamatórias, mas não sofre necessariamente o mesmo tipo de esclerose do bambu, como a espondilite de Marie-Strumpell.

ARTRITE DEGENERATIVA: OSTEOARTRITE *VERSUS* OSTEOARTROSE

Existem muitas designações para o processo de artrite degenerativa: a mais usada é a osteoartrite. A osteoartrite é extremamente comum. Ela é tão velha como a antigüidade, tendo sido observada em esqueletos do homem de Neanderthal (40.000 anos a.C.).

Mesmo que o termo osteoartrite seja incorreto, pois ela não é uma doença inflamatória conforme indica o sufixo *ite*, a artrite degenerativa é basicamente uma osteoart*rose*, indicando um processo de desgaste e ruptura, reparados pela natureza com a formação óssea.

Este é um processo de articulações móveis que levantam peso com degeneração progressiva da cartilagem. No caso da coluna lombar, o que degenera primeiro é o disco intervertebral e depois as facetas. As alterações progressivas dessas articulações consistem no assentamento do osso sob a cartilagem, reparando suas lesões.

Esta patologia é mais encontrada nos idosos, sendo considerada como parte do processo de envelhecimento. Não há alterações microscópicas da cartilagem artrítica diferentes do processo normal de envelhecimento. Outros fatores contribuem para o aparecimento, rapidez e desenvolvimento da osteoartrose. Tais fatores são a compressão, a lesão, o uso excessivo e a predisposição congênita.

A doença degenerativa da coluna vertebral afeta as duas articulações da unidade funcional: o disco e as articulações facetárias. O processo se inicia pelo disco. As fibras anulares são lesadas repetidamente. O núcleo vaza e se desidrata. Este processo reduz a pressão dentro do disco, permitindo que os corpos vertebrais se aproximem.

Os ligamentos longitudinais afrouxam-se devido à reaproximação das vértebras. Os ligamentos longitudinais tracionam suas inserções nas vértebras. O material do disco, ainda sob pressão, é esmagado entre as vértebras e o ligamento, afastando-o ainda mais. (Fig. 10.2).

Esta protrusão do material do disco é lenta, ocorrendo em um longo período de tempo. Com o vazamento por infiltração da área irritada do osso onde o ligamento foi

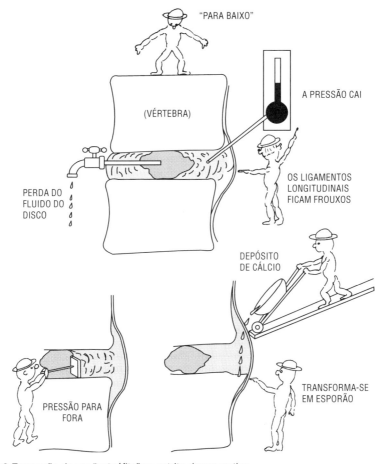

Figura 11.2 Formação de um "osteófito" na artrite degenerativa.

separado, forma-se uma massa dura de tecido, que finalmente se calcifica. A calcificação lembra o depósito de cálcio que o osso forma. Essa massa calcificada forma um esporão, chamado de osteófito (Fig. 11.3).

A radiografia da osteoartrose revela um estreitamento do espaço articular no local onde está o disco degenerado. Podem-se observar esporões de cada lado, nas partes anterior e posterior da coluna vertebral.

As outras articulações da unidade funcional, as facetas, também sofrem alterações degenerativas. Elas têm cartilagens nas duas superfícies que fazem face uma para a outra. Normalmente, as facetas não suportam peso, deslizando uma sobre a outra. Se o disco se erguer e for para a frente, ele permite que as vértebras e as facetas também se aproximem, tornando-se sustentadoras de peso. Agora, quando deslizam durante algum movimento, elas desgastam a cartilagem degenerada (Fig. 11.4).

A cartilagem das articulações facetárias passam pelas mesmas alterações sofridas pelas outras articulações do corpo. A cartilagem desgasta-se, as articulações estreitam-se, o osso é armazenado sob a área cartilagem–osso lesada, formando-se ali os osteófitos.

Os sintomas são dor quando se levanta peso, anquilose depois de um período de imobilização, dor quando fatigado e limitação dos movimentos. Se os osteófitos forem

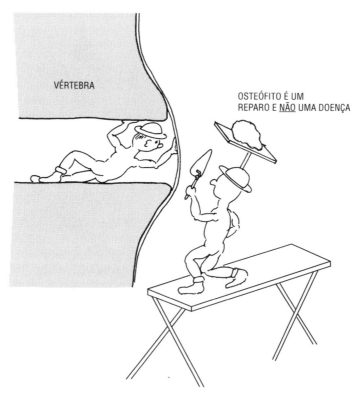

Figura 11.3 Algo mais sobre a formação de um "esporão artrítico" (ver Fig. 11.2).

suficientemente longos poderão ultrapassar os limites do nervo dentro do forame, produzindo sintomas nervosos.

Com os esporões formados na parte anterior do disco e posterior das facetas, os forames podem se estreitar muito. Com os ligamentos longidutinais frouxos, ou até mesmo irritados e espessados, a unidade funcional poderá ter um movimento anormal, o que pode causar dor.

O objetivo do tratamento é manter a boa postura e a boa flexibilidade. O levantamento de peso é um importante fator: portanto, é obrigatória a perda de peso. São também indicadas todas as instruções a respeito da inclinação e de levantamento apropriados.

É de interesse e significância que este tipo de artrite responde bem aos salicilatos. Os derivados da aspirina são as formas mais importantes de medicação oferecidas ao paciente com artrite degenerativa.

Infelizmente, em muitos casos, considera-se a artrite degenerativa como *causa da* dor lombar, quando essencialmente a causa é um dos outros fatores mecânicos impostos à coluna vertebral degenerada. Portanto, rotular a lombalgia de um paciente como devida à artrite degenerativa até se estabelecer outras causas mecânicas desfavorece o paciente, podendo levar à insuficiência, a não ser que seja mecanicamente corrigida.

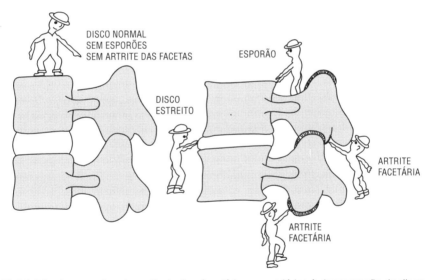

Figura 11.4 Artrite degenerativa das articulações facetárias secundárias à degeneração do disco (estreitamento).

Capítulo 12

Aspectos psicológicos da dor lombar

O termo *psicológico* é aplicado a uma doença, deficiência, incapacidade ou condição dolorosa do homem que é provocada, agravada, intensificada ou iniciada pelas emoções.

Não há doença que não tenha um componente emocional, cuja presença causa, agrava ou intensifica os sintomas.

Por centenas de anos os pacientes apresentavam doenças psicossomáticas. *Psico* refere-se aos aspectos psicológicos; *somático* às alterações dos tecidos que a pessoa apresenta quando uma doença ou deficiência mantém-se devido a um trauma emocional. A relação entre a psique e o soma têm predominado ultimamente.

Infelizmente, muitas vezes enfatiza-se demais este conceito, aplicando-o de forma incorreta e com freqüência concebendo-o erradamente e, por isso, interpretando-o também de forma errada. O paciente tem sido quase universalmente acusado em vez de diagnosticado pelo rótulo de sofrer de uma doença imaginária. Isso pode ser verdade em uma pequena porcentagem de pacientes, mas não é necessariamente verdadeira na maioria.

Não há dúvidas sobre o papel desempenhado pelas emoções como causa de condições dolorosas, tais como a dor lombar. A região lombar não funciona bem quando a pessoa está agitada, zangada, com raiva, impaciente ou deprimida. Como já foi dito nos capítulos anteriores, é prejudicado todo o mecanismo de funcionamento e de controle musculo-esquelético muito especializado quando a imagem psicológica da pessoa estiver perturbada.

A dor é sempre sentida com mais intensidade no indivíduo emocionalmente perturbado. A cefaléia de uma mulher cujo casamento é infeliz será mais intensa do que aquela de alguém que está emocionalmente em paz com o mundo e consigo mesmo. Estudos psicológicos constataram que a dor se intensifica na pessoa que está sob coação emocional.

Conseqüentemente, há evidências de que a dor lombar agrava-se acentuadamente, sendo mais prevalente, mais proeminente e mais resistente ao tratamento na pessoa emocionalmente perturbada do que na pessoa emocionalmente calma, bem controlada ou em paz consigo mesma.

GANHOS SECUNDÁRIOS

O conceito de ganhos secundários também tem sido mal-interpretado. Os ganhos secundários têm sido atribuídos ao fato de que, por ter sintomas lombares, a pessoa poderá ser recompensada monetariamente ou desculpada de participar no que, de outra forma, seria uma situação ameaçadora ou ocupação desagradável. Sem dúvida, os ganhos financeiros secundários constituem um fator na incapacitação persistente. O paciente com uma lesão industrial é um bom exemplo desse tipo de ganho secundário, pois é ele quem sofreu a lesão.

O paciente com uma lesão industrial poderá não gostar de trabalhar com determinado supervisor. A pessoa que trabalha e que não gosta das circunstâncias do trabalho ou de sua remuneração pode se sentir justificada em não ter ido trabalhar devido aos sintomas lombares. Este é um ganho secundário que pode ser consciente, mas, em muitos casos, é subconsciente ou até mesmo totalmente inconsciente.

Um exemplo de ganhos secundários é o medo que sente uma pessoa que sofreu uma lesão em um acidente de automóvel, uma altercação com um indivíduo beligerante ou uma alteração de natureza assustadora. O incidente pode ter provocado dor que não é diagnosticada ou diagnosticável. O medo de que esta lombalgia possa significar pode fazer com que essa pessoa tenha sintomas que ultrapassam a lesão orgânica real.

Os ganhos secundários também têm algum valor psicológico. Não há dúvidas de que uma pessoa que não pode fazer determinada atividade devido à dor lombar está tendo um ganho secundário, o qual não precisa ser financeiro, podendo ser uma recompensa justificada pelo sintoma de dor lombar.

O médico é colocado em posição de julgamento ao aceitar e justificar que a dor lombar da pessoa impede-a de desempenhar essa ocupação ou atividade. O médico é onipotente a este respeito. Freqüentemente, o julgamento de dor lombar incapacitante é feito pelo médico devido à solicitação subconsciente do paciente. Freqüentemente, isso é mal-empregado e às vezes abusado. Entretanto, foi esta a situação no século XX e continuará sendo nos próximos.

A dor lombar é aceita como causa para que a pessoa receba pagamentos do seguro, indenização industrial ou um julgamento como caso de lesão pessoal. Via de regra, a verificação baseia-se nos atestados do médico.

GANHOS TERCIÁRIOS

Ganhos terciários é um termo psicológico recente que afirma que uma terceira parte poderá se beneficiar, pois a segunda está incapacitada. A segunda parte tem essencialmente ganhos secundários.

Um exemplo de ganho terciário é a esposa de um homem que sofreu lesões quando trabalhava em uma área onde ela, a esposa, não desejava viver, ou em uma ocupação na qual ela não desejava que o marido trabalhasse. Em virtude da lesão e de sua incapacitação, o marido é compensado e dispensado do trabalho. Em conseqüência da incapacidade da região lombar, o marido recebe um novo treinamento vocacional que lhe permite uma mudança tanto geográfica quanto de tipo de serviço. Nesse caso, a esposa recebe ganhos terciários. Este é apenas um dos vários exemplos deste tipo de ganho.

DIAGNÓSTICO DE ABORDAGENS PSICOLÓGICAS

Antigamente, os especialistas em psiquiatria acreditavam que os indivíduos desse tipo eram pacientes com tendência à dor. Essas pessoas caraterizam-se por ser mais suscetíveis a lesões. A dor lombar é o local predominante. As pessoas com tendência à dor caraterizam-se por ser infelizes ou precisarem da dor como autopunição. Elas recebem atenção ou alívio de seu sentimento de culpa por meio da dor que estão sentindo.

Pode haver pessoas sujeitas à dor, embora isso ainda não tenha sido aceito nem padronizado. Há pessoas psiquiatricamente enfermas em quem a dor é um sintoma. Tal sintoma pode ser tratado depois de ter sido identificado por um psiquiatra.

É extremamente difícil fazer um diagnóstico de tendência à dor como um transtorno psíquico, embora se possa suspeitar disso quando um indivíduo apresenta lesões dolorosas ou se acidenta com mais freqüência do que a média considerada. Uma pista disso é a sintomatologia excessiva de pequenas anormalidades orgânicas em uma pessoa que se lesiona com freqüência.

DESENHOS DE FIGURAS

Um teste é seguidamente aplicado pelos médicos ou psicólogos para determinar se os sintomas são orgânicos ou altamente imaginários. É dado ao paciente o desenho da figura de uma pessoa (Fig. 12.1) para identificar o local *onde* a dor é sentida e *qual* a sensação sentida. Os locais desenhados que não podem ser anatômica ou neurologicamente sentidos como os da dor podem levantar a suspeita de que há um forte componente emocional.

O caráter da dor também tinge a dedução do examinador, pois os sintomas são estranhos ou exagerados. Os simuladores poderão distorcer esse teste, mas ele *não* consegue diferenciar entre uma super-reação com base emocional e o simulador.

PMMI: o que é?

Inúmeros testes são considerados válidos para diferenciar os aspectos psicológicos da dor. O teste mais usado e em que os médicos e psicólogos confiam é o Inventário Pessoal Multifásico de Minnesota (PMMI).

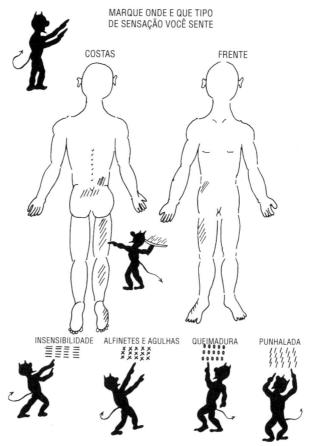

Figura 12.1 "Mapa sensorial" desenhado pelo paciente para localizar e descrever os sintomas no dorso e no membro inferior.

O PMMI é um dos instrumentos mais pesquisados em psicologia. Trata-se de um teste objetivo para determinar a presença de psicopatologia (doença ou distúrbio psicológico) ou transtorno de personalidade.

O PMMI consiste de 566 afirmativas verdadeiras ou falsas que o paciente é solicitado a responder durante um período limitado de tempo. Os relatórios informam as atitudes, os comportamentos passados, as preferências, as sensações e a experiência.

As respostas foram padronizadas, permitindo ao intérprete classificar numericamente e codificar as respostas de acordo com várias categorias. Estas escalas medem a presença de transtornos de personalidade ou psiquiátricos, tais como a hipocondria, a depressão, a histeria, o desvio psicopático, o desvio sexual, a psicastenia, a esquizofrenia, a mania, a paranóia e a introversão social. A interpretação não se baseia somente na análise de uma das escalas, mas de preferência na configuração de todo o perfil PMMI (Fig. 12.2).

Construídas no teste, há um grupo de escalas chamadas de escalas de validade capazes de interpretar o PMMI para determinar quando ou não a pessoa que faz o teste está propositada ou intencionalmente fingindo uma doença psiquiátrica ou tentando intencionalmente negá-la.

Em pacientes com dor crônica, o PMMI freqüentemente mostra uma elevação de histeria, hipocondria e depressão. O PMMI está sofrendo uso intensivo e uma maior quantidade de interpretação. Foi determinado, em 1982, que o PMMI não distingue entre a dor de uma enfermidade crônica e a dor crônica sem componente orgânico. Não foi determinado se a elevação dessas três escalas PMMI ocorre quando a dor é de natureza crônica que persiste ou se a dor persiste e se torna crônica em virtude de uma deficiência da personalidade. Não há dúvida de que a depressão, a histeria e a hipocondria podem aumentar a sensação de dor e até mesmo torná-la crônica.

Entretanto, o PMMI continua sendo um teste válido, mas deve ser usado cuidadosamente como teste suplementar e como confirmação de um paciente afetado psicologicamente. Por si só, não se pode dizer que um paciente está influenciando psicologicamente na intensidade da dor.

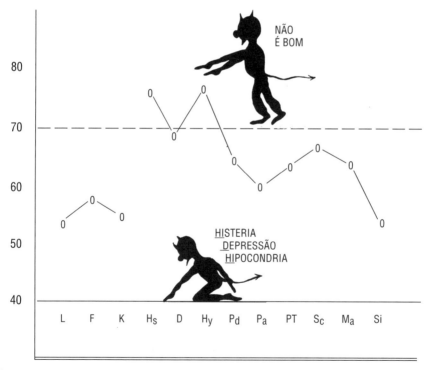

Figura 12.2 Inventário Pessoal Multifásico de Minnessota (PMMI).

CAPÍTULO 13

Dor lombar crônica

QUANDO A DOR AGUDA TORNA-SE CRÔNICA?

Comparada com a dor aguda, define-se arbitrariamente a crônica como aquela dor que persiste há seis meses ou mais apesar do tratamento aplicado. A dor crônica também implica uma deficiência maior do que a esperada, devido a anomalias identificáveis. Também se pode considerar a dor crônica como uma incapacidade (impossibilidade de funcionar) maior do que a deficiência (alterações estruturais que impedem o funcionamento).

O exame de um paciente com dor lombar crônica deve revisar e avaliar todas as possíveis causas da dor. Isso deve ser feito para justificar a expressão dor crônica.

Uma definição mais recente de dor crônica é que a dor é agora central, não precisando de nenhum estímulo irritante do sistema nervoso central vindo da periferia.

Isso significa, na terminologia não médica, que a dor é sentida no cérebro em virtude de um circuito que reverbera na medula espinhal. Não é mais preciso que ela seja alimentada por impulsos irritantes do disco, ligamentos, músculos, articulações ou tendões da coluna vertebral ou da extremidade.

Uma pessoa com dor crônica desse tipo a sente não porque o cérebro ainda está recebendo impulsos irritantes dos tecidos da coluna vertebral ou vizinhos a ela. Todos os testes da coluna vertebral, como os exames radiográficos, os EMGs e a cintilografia óssea nuclear, são agora essencialmente irrelevantes. Os movimentos de determinada natureza não mais agravam especificamente esta dor. Não é mais vantajoso o tratamento conservador, como exercícios e medicação.

O exame da pessoa com dor crônica torna-se essencialmente um *exame da pessoa* e não da dor e de seus mecanismos. Isso implica aprendizagem sobre o *significado da dor para o paciente e o que a dor permite ou impede que funcione.*

Ganhos secundários

Os ganhos secundários adquirem o significado de que podem ser uma recompensa pela incapacitação dolorosa. Pode-se evitar com a queixa de dor pelo paciente uma situação assustadora ou ameaçadora, como um fracasso ou esforço esmagador.

Simulação

O ganho secundário pode ser financeiro ou psicológico. Na maioria dos casos, é inconsciente ou subconsciente. Pode-se considerar o ganho secundário consciente ou desejado como *simulação*, o que provavelmente é menos freqüente do que hoje se suspeita. A simulação é essencialmente mais uma acusação do que um diagnóstico, enquanto que o ganho secundário psicologicamente inconsciente é um diagnóstico que justifica o tratamento. Ambos existem e podem ser estabelecidos pelo médico, embora com apreensão.

DIFICULDADES NO TRATAMENTO

Tenta-se tratar a dor crônica para que o paciente possa funcionar. O paciente é treinado para lidar com uma dor que só pode ser modificada, mas não eliminada. O tratamento da dor crônica, assim rotulada e definida, é, pois, psicológico. São utilizadas modalidades que tentam modificar a dor até um nível tolerável.

O QUE É MODALIDADE EM RELAÇÃO AO TRATAMENTO DA DOR?

Modalidade é um tratamento, físico ou de outro tipo, aplicado ao paciente, que deve beneficiá-lo diminuindo a sensação de dor, reduzindo a intensidade, a ansiedade ou o medo da dor.

TENS

TENS, abreviatura de *estimulação elétrica transcutânea do nervo*, é a aplicação de uma corrente elétrica de configuração, forma e freqüência específicas, aplicada por meio de eletrodos ligados à pele. A corrente viaja por uma raiz nervosa até o sistema nervoso central, reduzindo o impulso produtor de dor sobre o nervo. Teoricamente, há dois impulsos diferentes que passam pelo nervo em velocidades diferentes. A estimulação elétrica do nervo (TENS), variando em cada indivíduo. A corrente deve variar em diferentes freqüências, formas, seqüências e duração das ondas. Os instrumentos que fornecem essas correntes permitem tais ajustamentos, mas devem variar para cada paciente. Felizmente, alguns pacientes obtêm resultados excelentes. Outros são beneficiados por um curto período e, infelizmente, outros não são aliviados. Não há outra maneira de determinar quem poderá se beneficiar com ela e em que extensão.

BIOFEEDBACK

Biofeedback é o autotreinamento do indivíduo para influenciar a sensação e a reação corporal antes consideradas autônomas e, portanto, fora do controle voluntário.

Tais reações corporais autônomas incluem o pulso, a pressão sangüínea, a temperatura corporal e a perspiração. Elas são funções do sistema nervoso autônomo. O outro sistema nervoso é chamado de sistema nervoso somático, que está sob o controle voluntário da pessoa. O sistema nervoso somático permite a contração voluntária do músculo, permitindo, pois, funções tais como a ação manual, o caminhar, a corrida e até mesmo a reação muscular voluntária de fazer uma respiração profunda. O sistema nervoso autônomo reage de forma reflexa com pouco ou nenhum controle da pessoa.

O treinamento do *biofeedbak* pode ser executado pela evocação de ruidos, sons, imagens visuais ou impulsos elétricos em resposta a funções corporais. Os antigos iogues da India desenvolveram esses controles sem instrumentos.

IMAGENS MENTAIS

Imagem mental é uma forma de auto-hipnose na qual a pessoa pode conjurar ou se auto-impor uma imagem agradável para substituir uma situação ameaçadora ou desagradável. A pessoa aflita desenvolve uma cena serena, relaxada e agradável da situação ou do ambiente. Assim fazendo, o ambiente que estava relacionado ou influenciado pela dor é afastado ou melhorado.

RELAXAMENTO PROGRESSIVO

Pode-se normalmente contrair um músculo ou grupo de músculos. No entanto, um músculo tenso pode ser contraído sem o controle voluntário. Um músculo contraído voluntariamente normalmente pode ser relaxado também voluntariamente, enquanto que um músculo tenso que não esteja sob controle voluntário não pode ser relaxado voluntariamente.

A tensão muscular sustentada torna-se dolorosa e essa dor pode desaparecer ou diminuir se o músculo for relaxado.

No relaxamento progressivo, a pessoa é treinada para contrair voluntariamente um músculo e, depois, treinada para relaxar voluntariamente o músculo. Relaxar o músculo que é ou foi doloroso resulta em menos dor e em maior movimento e função.

DROGAS

A maioria dos pacientes com dor crônica torna-se dependente de drogas. Os sintomas geralmente não respondem às drogas e, por isso, o paciente fica dependente de drogas de pouco valor na busca de alívio da dor. A maioria dos tratamentos para a dor crônica procura eliminar ou reduzir essa dependência.

Drogas antiinflamatórias

O valor de algumas drogas baseia-se na presunção de que a dor deve-se em parte à inflamação dos tecidos. Esses antiinflamatórios cuja a ação assemelha-se a da aspirina, foram aceitos por seu valor.

Também há medicações não-narcóticas ou de alívio da dor, porém, infelizmente, elas não conservam sua eficácia, podendo levar ao uso crescente e excessivo com dependência ou transferência para outras drogas mais fortes.

Drogas para reduzir a depressão

Os antidepressivos provaram ter grande valor. Muitos pacientes que sofrem de dor crônica apresentam uma depressão subjacente que poderá se beneficiar com esse tipo de medicamento. Houve, recentemente, evidências de que alguns antidepressivos também estimulam as enzimas modificadoras da dor – as endorfinas – criadas pelo corpo.

ACUPUNTURA

A acupuntura envolve a inserção de agulhas em locais específicos do corpo. Durante alguns séculos a acupuntura foi aceita nas culturas orientais como curativa de várias doenças e muito benéfica na redução da dor. Ela também mostrou seu valor na indução da anestesia, que é essencialmente a eliminação da sensação, bem como a minimização da percepção da dor.

Seu valor na América do Norte está sendo estudado, porém a acupuntura ainda não é um conceito técnico geralmente aceito. A acupuntura nem sempre é vantajosa, mas não é considerada lesiva, exceto devido ao aumento do ônus financeiro de um paciente já sobrecarregado (Fig. 13.1).

PSICOTERAPIA

Admitindo-se que o tratamento da dor crônica seja a reorientação psicológica do paciente, a psicoterapia é a base fundamental da maioria dos programas de tratamento. Há diversas formas de ajuda psicológica, todas elas com seus fervorosos defensores.

Algumas das abordagens terapêuticas aceitas são: o aconselhamento, a terapia de grupo, a análise e o condicionamento operante. A avaliação do paciente deve ser feita por um psiquiatra ou psicólogo competente, treinado e interessado. A significância dos fatores psicológicos do paciente com dor crônica e sua possível resposta à intervenção psicológica exige testes e entrevistas cuidadosas.

É obrigatório que o paciente aceite a influência psicológica da dor crônica antes que se possa esperar algumas vantagens da psicoterapia. A negação de possíveis aspectos psicológicos da dor elimina qualquer benefício que possa haver nesse tipo de tratamento.

Nunca se deve afirmar que toda dor está na mente. Isso envolve uma causa imaginária da dor, negando que a dor física possa sofrer grande influência das emoções. É preciso esclarecer o significado da dor. Há uma tênue linha separando a dor crônica devida a uma reação emocional da dor crônica porque as emoções instigam sua cronicidade. Indubitavelmente, os dois aspectos contribuem e, portanto, devem ser considerados.

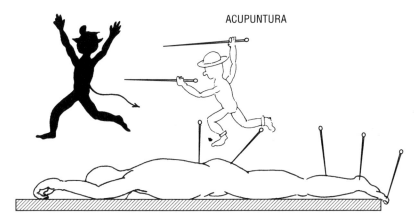

Figura 13.1 Acupuntura.

EPÍLOGO

Finalmente, qual é a linha básica que provoca a maioria das dores lombares?

A questão relaciona-se com as dores lombares mecânicas e não com as causadas por cânceres, fraturas ou infecções, nas quais a causa é mais óbvia.

Estabeleceu-se enfaticamente que *não há uma* causa e efeito de dor lombar aceita universalmente. São reivindicadas diversas causas de dor lombar e, por isso, proclamar *a* causa é apenas expressar uma opinião pessoal.

Há um denominador comum para muitas dores lombares? Há uma explicação do *porque, onde e como* ocorre a dor lombar. Se existir um denominador comum, ele justifica os numerosos testes e formas de tratamento advogados para a dor lombar? Uma resposta *sim*, seja ela forte ou fraca, irá justificar a explicação proposta.

Neste livro, a anatomia funcional recebeu grande ênfase. A coluna vertebral é uma unidade funcional que opera com princípios mecânicos. Para conhecer estes princípios deve-se conhecer *como* trabalha a coluna vertebral. *É* importante saber *como* a coluna vertebral é lesada, mal-usada, ou prejudicada para entender *por que* e *como* pode ocorrer a dor lombar.

Revisando a estrutura anatômica da coluna lombar, a *unidade funcional* foi designada como o local *onde* pode ocorrer a dor. Esta unidade funcional consiste em duas vértebras separadas por um disco hidráulico. Existem muitos tecidos dentro da unidade, os quais, quando irritados, podem provocar dor, mas é o *disco* que absorve os numerosos choques da coluna vertebral. O disco permite que a coluna vertebral incline-se, balanceie-se, estenda-se e se levante. Evidentemente, o disco é uma parte muito importante de tecido dentro da unidade que determina como a unidade funcional e, portanto, toda a coluna vertebral funciona ou não.

Como o disco funciona, como é lesado e como se recupera. Estas são perguntas que devem ser respondidas. Como a lesão do disco e da unidade funcional devido a essa lesão provocam dor e incapacitação? Com esta resposta, pode-se estabelecer as bases para o tratamento e, mais importante, como evitar uma nova lesão.

Simplesmente discutir a lesão do disco como *a causa da dor lombar* é simplista e errada, pois o disco não é certamente a *única causa de dor lombar*. A lesão de um dos tecidos dolorosos da unidade funcional provoca dor, sendo o disco de alguma forma responsável por essa lesão dos tecidos. Essa é uma resposta mais plausível.

O disco é química e estruturalmente semelhante à cartilagem em qualquer parte do corpo. É constituído de 88% de água, agindo como uma esponja. Quando comprimido, o fluido passa e sai do disco. Quando se reduz a pressão, o fluido *volta* para o disco (esponja). Sua nutrição é feita pelo fluido absorvido. A cartilagem para permanecer viável e funcional deve ser *pressionada repetidamente*, mas especialmente *relaxada*. É durante o relaxamento que a nutrição penetra no tecido.

A estrutura que contém o fluido é o anel, o qual é constituído por fibras que se inserem de uma vértebra à outra adjacente. Elas se entrecruzam fortalecendo o disco. Essas fibras estendem-se muito pouco, mantendo-se tensas pela pressão do núcleo, situado no centro do disco e totalmente envolvido pelo anel. A pressão interna do núcleo mantém as vértebras afastadas.

A unidade estrutural mantém-se equilibrada pela integridade dos tecidos: núcleo, anel e ligamentos longitudinais. Se as fibras anulares se romperem, o fluido vazará. As vértebras se aproximam e os ligamentos longitudinais se afrouxam. As estruturas ósseas atrás das vértebras, como os pedículos e as facetas, aproximam-se. O forame estreita-se, comprimindo as raízes nervosas nele contidas. As articulações facetárias perdem seu alinhamento.

A inflamação dos tecidos rompidos faz com que os músculos entrem em espasmo, evitando um maior movimento e uma possível maior inflamação dos tecidos. Por si só, esse espasmo poderá se tornar fonte de dor. Espasmos musculares prolongados ou repetidos fazem os músculos se encurtarem. O movimento da coluna vertebral fica limitado. O ciclo torna-se evidente.

O que poderia dar início a este ciclo que acaba em dor lombar?

Há vários fatores predominantes:

Em uma pessoa emocionalmente tensa, seja a condição aguda ou crônica, os músculos corporais, inclusive os da região lombar, nunca relaxam completamente. Durante a contração muscular sustentada da coluna vertebral, o disco também nunca relaxa e, por isso, nunca pode se embeber no fluido nutritivo. O disco também não pode espremer intermitentemente as substâncias indesejadas que se acumularam no disco desde a última compressão. Por isso, há degeneração do disco, dando início a uma seqüência de alterações.

Os músculos lombares, que não relaxam, não podem se alongar. Sem relaxamento e alongamento desses músculos, a região lombar não pode se fletir. Uma vez um pouco fletida, a região lombar não volta a se estender corretamente até a posição ereta, pois um músculo tenso não pode se encurtar mais do que poderia se alongar. Qualquer tentativa de movimento, como sentar-se, inclinar-se, acocorar-se ou levantar-se, é feita agora de forma imprópria, errática e dolorosa. Esse movimento incorreto devido à tensão muscular pode lesar os tecidos da unidade funcional, resultando em dor.

Um indivíduo malcondicionado pode se movimentar corretamente, mas os tecidos da coluna vertebral não podem fazer o movimento necessário, provocando lesões.

Que tecido ou tecidos da unidade funcional está(ão) lesado(s), provocando dor? A limitação do movimento e o movimento ou posição que provoca dor indicam *onde* ela ocorre.

A curva inadequada da região lombar põe o peso sobre as articulações facetárias sensíveis que não devem normalmente suportar peso significativo. Essa postura também faz com que o forame se estreite, comprimindo o nervo dentro dele, provocando dor, fraqueza ou dormência no membro inferior, na distribuição da raiz nervosa.

Uma ruptura do disco pressionando diretamente o ligamento longitudinal posterior pode resultar em flexão limitada para a frente da coluna vertebral e dor lombar. A dor na região lombar agrava-se com a flexão do pescoço, depois que o paciente fletiu a região vertebral dorsal o máximo que pode tolerar. Tal movimento aumenta a tensão do ligamento longitudinal. A dor daí resultante é atribuída à irritação do ligamento longitudinal, devido à hérnia central do disco.

Se um disco se hernia (rompe-se) para um lado, poderá pressionar a raiz nervosa que passa pelo disco daquele lado, na altura da vértebra. Há testes, como a elevação da perna reta, verificação de reflexos e testes de sensações ou de força muscular que confirmam essa possibilidade.

Essencialmente, há movimentos feitos pelo paciente ou pelo médico que especificam que tecidos incriminar como causadores da dor na região lombar.

Testes, sejam eles exames radiológicos, mielograma, tomografia axial computadorizada ou eletromiografia, confirmam simplesmente o que o cuidadoso exame clínico revela. Esses testes devem estar *sempre* relacionados com os resultados do exame, não devendo ser interpretados isoladamente.

Uma atividade muito exaustiva, ou inesperadamente leve, que ocorre quando a pessoa não está preparada para essa ação poderá lesar a coluna lombar mesmo que a atividade esteja dentro das possibilidades da pessoa e que ela esteja em boas condições físicas e mentais. O esforço não é consistente ou indicado para aquela tarefa. Isso resulta em esforço e movimento excessivo ou de menos. Há distensão ou lesão dos tecidos.

Um esforço imposto à pessoa que não o está esperando deve-se à tensão, ódio, fadiga ou depressão, e poderá *pegar* o corpo despreparado.

Seja qual for o motivo inicial para o movimento ou posição inadequada, o resultado é o mesmo. Ocorre a lesão do tecido, com inflamação, dando origem ao espasmo, limitação e dor.

O diagnóstico baseia-se no *que* aconteceu e *quando* e *como* aconteceu. O detalhamento do movimento e posição exatos do corpo no momento da lesão especifica o *como*.

O tratamento começa com repouso dos tecidos lesados antes de começar o reparo e reduzir a inflamação. O repouso é feito pela posição do corpo, medicamentos e outras modalidades, além do tempo. O recondicionamento dos tecidos é obtido por meio de exercícios para aumentar a flexibilidade e a força. A seguir faz-se o retreinamento do indivíduo sobre os cuidados e uso adequado da região lombar.

Quando há mau alinhamento da coluna vertebral, isto deve ser identificado e corrigido. Se a lesão dos tecidos tiver sido significativa, com lesão dos tecidos nervosos, poderá ser necessário sua remoção cirúrgica.

Se a pessoa tiver um problema emocional que influa de modo adverso nas atividades ou que aumente os sintomas e a dor, ele precisa ser identificado e tratado.

Pode haver maior duração da dor incapacitante do que a esperada devido à intensidade da lesão ou do dano dos tecidos. Se a dor não responder ao tempo nem ao tratamento adequados, quem deve receber atenção é a pessoa e não a dor nas costas.

GLOSSÁRIO

Acupressão. Pressão sobre alguma parte do corpo, para reduzir a dor, sem empregar agulhas.

Acupuntura. Inserção de agulhas em determinadas partes do corpo, para reduzir a dor. Considera-se que estimula as endorfinas.

Anel fibroso. Tecido fibroso, em forma de anel, do disco intervertebral envolvendo o núcleo, ligando os corpos vertebrais e se entrecruzando para reforçar.

Articulações sacroilíacas. As duas articulações de cada lado do sacro que se ligam aos ilíacos da pelve.

Biofeedback. Tenta treinar a pessoa a desenvolver o controle das funções corporais sob controle autônomo, tais como a temperatura, o pulso e a pressão sanguínea. Também é usado para controlar a ansiedade e a tensão devidas à emoções.

Canal espinhal. Abertura no centro da coluna vertebral pela qual passa a medula espinhal e a cauda eqüina.

Cartilagem. Tecido conjuntivo especializado. Tecido que reveste as extremidades dos ossos da maioria das articulações. Reveste as articulações das facetas da coluna vertebral.

Cauda eqüina. Nervos que se dividem a partir da medula espinhal na junção toracolombar, para formar as raízes nervosas. Em latim, cauda eqüina, significa cauda de cavalo.

Cifose. Curvatura da coluna torácica com convexidade posterior.

Cóccix. Parte inferior da coluna vertebral; os poucos ossos pequenos que formam a cauda.

Coluna cervical. As sete vértebras da região do pescoço.

Coluna espinhal. Coluna vertebral. Esta é a coluna, composta de sete vértebras cervicais, 12 vértebras torácicas, cinco vértebras lombares e o sacrococcix e seus discos.

Coluna lombar. As cinco vértebras abaixo da coluna torácica e acima do sacro.

Coluna torácica. As 12 vértebras acima da coluna lombar e abaixo da coluna cervical. A coluna torácica se arqueia ou forma uma cifose.

Corda de arco. Em pacientes com ciática, a pressão atrás do joelho fletido, (Teste de Bowstring) sobre as raízes nervosas, provoca dor.

Cortisona. Hormônio secretado pelas glândulas supra-renais, atualmente sintetizável. Combate a inflamação.

Deficiência funcional. Embora esse termo esteja relacionado com a função, é empregado envolvendo mais uma deficiência psicológica do que orgânica.

Dermátomo. Área da pele suprida por determinada raiz nervosa.

Desidratação. Perda do conteúdo de água.

Disco. Massa gelatinosa contendo água (mucopolissacarídeo) cercada por fibras circulares, situada entre duas vértebras, agindo como almofada da unidade funcional e permitindo a flexibilidade da coluna vertebral.

Disco degenerado. Deterioração da substância do disco; causa inclusive desidratação, fibrose e redução.

Disco excisado. Disco que foi completa ou parcialmente removido.

Disco extrusado. Termo empregado alternativamente em lugar de disco rompido ou protuberante, isto é, disco forçado a sair de sua posição normal entre duas vértebras adjacentes.

Disco fragmentado. Termo que alguns empregam em lugar de ruptura de disco.

Discograma. Radiografia do núcleo do disco após injeção de um contraste. Teste para determinar a ruptura ou degeneração do disco, especificando qual deles.

Disco intervertebral. Disco fibrocartilaginoso entre duas vértebras adjacentes, formando uma unidade funcional.

Disco prolapsado. Hérnia prolapso ou ruptura de disco.

Disco protuberante. Hérnia ou protrusão do anel do disco fora de seu confinamento normal.

Disco roto. Hérnia, saliência ou protuberância de disco. Implica protrusão de tecido através de uma abertura anormal.

Disco vertebral. Um dos discos entre cada par de vértebras em toda a coluna vertebral.

Disquectomia. Remoção cirúrgica ou química do disco. Um tratamento da lesão de disco que produz sintomas.

Disquite. Inflamação do disco. O sufixo *ite* indica inflamação.

Dor psicossomática. Dor sentida pelo paciente sem uma causa orgânica aparentemente discernível.

Dura. Tecido fibroso que forma uma bainha ao redor das raízes nervosas.

Endorfinas. Substância semelhante à morfina que parece ser gerada pelo corpo para combater a dor.

Estenose. Estreitamento. Estenose espinhal significa estreitamento do canal espinhal.

Faceta. Articulações entre os corpos vertebrais que deslizam umas sobre as outras, permitindo movimentos de flexão e extensão e evitando o movimento lateral e de rotação.

Facetectomia. Remoção cirúrgica da articulação facetária.

Forame. Abertura entre duas vértebras adjacentes da coluna vertebral em cada unidade funcional, pela qual passam as raízes nervosas.

Hérnia. Protrusão de tecido por uma abertura anormal.

Hérnia de disco. Semelhante ao disco saliente ou roto. Significa que o material do disco, seja o núcleo ou o anel, saiu de seus limites normais.

Imobilização. Ausência de movimento ou de atividade.
Intervertebral. Entre duas vértebras.

Lâmina. Parte achatada de cada lado do arco vertebral.
Laminectomia. Remoção cirúrgica de uma parte da lâmina. Este procedimento expõe as raízes nervosas e o disco na cirurgia da coluna vertebral.
Laminotomia. Remoção de apenas um pequeno segmento da lâmina (ver texto).
Ligamento. Uma faixa de tecido conjuntivo: tecido denso, fibroso e branco liga protrusões ósseas adjacentes, estabilizando a articulação ou limitando seu movimento.
Ligamento longitudinal. O ligamento largo e longo que reveste os corpos vertebrais. Eles também constituem a camada externa do anel. Há um ligamento que desce na parte da frente da vértebra chamado de ligamento longitudinal anterior e outro que desce na parte posterior da vértebra, chamado de ligamento longitudinal posterior.
Lordose. Curva formada na coluna cervical e lombar. A concavidade é para trás.

Medula espinhal. A maior parte do sistema nervoso central que desce do cérebro até a coluna toracolombar, onde se divide para formar a cauda eqüina.
Metrizamida. Corante hidrossolúvel injetado na dura para fazer um mielograma.
Mielograma. Teste com corante para determinar a presença e localização de uma hérnia de disco ou de um tumor no espaço dural do canal espinhal.
Miótomo. Músculo ou músculos específicos que são estimulados a se contrairem por uma raiz nervosa.
Mucopolissacarídeo. Proteína complexa encontrada no material do disco.

Nervo ciático. Um longo nervo formado por vários nervos da medula (L4, L5, S1 e S2) que formam um nervo maior dentro da pelve e se dirige para baixo para a parte posterior da coxa até o joelho.
Nervo periférico. Nervo fora da coluna vertebral que desce pelo membro superior ou pelo membro inferior. Esses nervos trazem sensações, transmitem dor e iniciam a função muscular.
Neurocirurgião. Cirurgião especializado em doenças do sistema nervoso passíveis de remoção cirúrgica.
Neurologista. Médico especializado no diagnóstico e tratamento de doenças do do sistema nervoso.
Núcleo. Centro gelatinoso de qualquer complexo que sirva determinada função.
Núcleo pulposo. Massa central do disco mantida no centro das fibras anulares. Está sob pressão intrínseca e mantém as vértebras separadas.

Ortopedista. Médico especializado em doenças do sistema musculoesquelético.
Osso ilíaco. Ossos bilaterais que formam a pelve ligados atrás ao sacro.

Pantopaco. Corante insolúvel injetado na dura para fazer um mielograma. Ao contrário da metrizamida, não é hidrossolúvel e precisa ser retirado depois do teste.
Papase. Uma enzima derivada de uma fruta tropical, a papaia. É utilizada correntemente para dissolver quimicamente os discos, em vez de removê-los cirurgicamente. É também chamada de quimiopapaína.
Parestesia. Sintomas peculiares chamados de formigamento, queimadura, picada, tração ou tensão. Indica geralmente pressão sobre um nervo.
Posição pronada. Uma pessoa deitada sobre o estômago, com a face para baixo.

Posição supina. Posição da pessoa deitada de costas, com a face para cima.

Punção lombar. Entrada na bainha da dura com uma agulha longa para colher fluido espinhal ou injetar o corante para o mielograma.

Posterior. Atrás, para a parte detrás.

Postura. A aparência da pessoa que se mantém ereta, com bom balanceio e pouco esforço.

Quimiopapaína. Enzima derivada de uma fruta tropical, a papaia. Correntemente é utilizada para dissolver quimicamente os discos, em vez de removê-los cirurgicamente. Também é chamada de papase.

Radícula. Raiz nervosa.

Radiculite. Inflamação de uma radícula, causando dor ou parestesia na distribuição de um dermátomo ou miótomo.

Raiz nervosa. Fibra nervosa que se origina na medula espinhal e que sai da coluna vertebral por meio de um forame.

Reflexo do joelho. Termo médico para denominar o reflexo provocado no tendão patelar abaixo do joelho. Testa o nervo femoral ou as raízes nervosas L2-L3.

Reflexo do tornozelo. Reflexo provocado pela batida do tendão-de-Aquiles com o martelo de reflexos. Envolve a reação da raiz nervosa S1. Diz-se que está presente, diminuído ou ausente.

Sacro. Pequeno osso dentro da pelve na base da coluna espinhal sobre o qual se equilibra toda a coluna vertebral. Em seu extremo está o cóccix.

Síndrome. Grupo de sintomas ou sinais todos relacionados com uma causa ou doença.

TAC. Abreviatura de tomografia axial computadorizada. Técnica de raios X especializada que revela três planos dos ossos, articulações e órgãos. Revela tanto os tecidos moles quanto os ossos, sendo também chamada de esquadrinhamento CT.

Teste da elevação da perna reta. Este teste indica a presença de pressão ou irritação das raízes nervosas ciáticas quando o membro inferior está levantado (fletido) com o joelho reto. O teste pode ser feito estendendo-se o joelho depois de fletir de 90 graus o quadril. O teste é positivo se houver dor, o que significa que há pressão ou irritação do nervo.

Teste de Bragard. Durante a elevação da perna reta, a dorsiflexão do pé causa dor em todo o percurso do nervo ciático, o que indica inflamação da dura do nervo.

Teste de Lasegue. Outro nome do teste de elevação da perna reta.

Trauma. Lesão geralmente física mas, que também pode ser psicológica.

Tumor. Crescimento ou alargamento, não necessariamente câncer, porém maior do que o normal.

Unidade funcional. Designação arbitrária de duas vértebras adjacentes e do disco interposto com todos os tecidos incluídos.

Vértebras. Cada osso que constitui a coluna vertebral.

ÍNDICE

Um número em itálico, após uma entrada, indica ilustração.

A

Abdominais, exercícios, 119
  isométricos, 119
  inversos, *120*
  isotônicos, 119
Abdominais, músculos
  fortes, necessidade de, nos exercícios, 116-118
  gravidade e, 117-118
  oblíquos, exercícios para os, *122*
Acupressão, 173
Acupuntura, 173
   na lombalgia crônica, 166, 167
Aguda, distensão lombossacra, 70
Aguda, dor lombar
  repouso no leito, 106
  tratamento da, 106
Aguda, escoliose, 70, *71*
  pressão na raiz nervosa e, 22
Anatomia funcional, dor lombar e, 16
Anel, 170
  balanceio das, 25
  dor no, nervos e, 49
  fibras do, 24-25, *26*, 28
  inclinação das*, 26*
  ruptura do, 64
   vs. esforço mecânico, 64
Anel fibroso, 173

Ângulo
  lombossacro, 34, *36*
  músculos fortes e, 116-117
Anquilosante, espondilite, 152
Antidepressivos, 166
Antiinflamatórios, medicamentos, 166
Arqueamento
  da região lombar, 125
  da unidade funcional, dor dorsal e, 61-62
  depressão do colchão e, *60*
  dor lombar devido ao, 57
   exercícios e, 124, *124*
Articulação(ções)
  destravamento da, manipulação e, 134
  faceta
   artrite degenerativa da, *155*
   da coluna vertebral, 55
  formação da, 22
  inflamação da, doenças que provocam, 151-152
  na coluna vertebral, 30
  sacroilíaca, 173
  sinovial, 55. *Ver também* Facetas das articulações,
   componentes, 134
   suprimento nervoso, 134
Artrite
  como causa de lombalgia, 25-27

178 / RENE CAILLIET

degenerativa, 99, 152-155, *153, 154*
das articulações das facetas, *155*
reumatóide, como causa de dor lombar, 152
Aspirina
na artrite degenerativa, 155
no alívio da dor lombar, 107
Atividades pouco comuns, dor lombar devido a, 73
Auto-hipnose, no tratamento da dor lombar, 165

B
Bainha(s)
das raízes nervosas, 52. *Ver também Dura.*
dos músculos, 40
movimento da região lombar, 43
Balanceio, 48
aceitável durante a inclinação, 47-48
dor, enquanto se inclina, 70-72
durante a reextensão da coluna vertebral, 138
enquanto se inclina, 71
excessivo, 48
ruptura de fibras e, 63-64
Bambu, coluna vertebral de, 151-152
Biofeedback, 173
na dor lombar crônica, 165
Bragard, teste de, 176
Braço, posição do, durante os exercícios
abdominais, 119

C
Calor, aplicação de, nas costas, 108-109
Canal neural, *Ver* Neural, canal
Câncer, como causa de dor lombar, 151
Cartilagem, 173
da vértebra, 22
Central, sistema nervoso, inclinação e, controle
do, 43-44
Cervical, coluna, 173
Ciática, 78, 79, 80
espasmo das costas com, 85-86
estiramento do nervo e, 85
Ciática, dor, curva lombar e, 93
Ciática, escoliose, 86
espasmo doloroso com, 85-86
estiramento do nervo e, 85
Ciático, nervo, 51, 175
raízes do, 80-81, *81, 82*
Cifose, 173
dorsal, 33
Cirurgia
contra-indicações da, 143
fracasso da, 147-148
indicações para, 143

na ruptura de disco, 144-145, *144*
para o alívio da dor, 143, 147-148
selecionando cirurgiões, 143-145
Cóccix, 19, 173
Colágeno, 25
órgãos sustentados pelo, 25
Colete(s)
aspetos desejáveis do, *132*
aspetos indesejáveis do, *132*
lombossacro, *132*
razões para o uso de, 130-132
Coluna vertebral
articulações facetárias, 55
balanceio da, 37
pelve e, 34
sacro e, *36*
cervical, 173
curvatura da
controle da, 33-37
normal, 33
controle muscular da, 38-40, *39, 40*
de bambu, 151-152
doença degenerativa da, 153-154
ereta, 35
função da, mecânica da, 18-30
dor na, 17-18
flexão da, inclinação correta e, 136
inclinação da
inclinação e, 38-40, 48
lordose excessiva e, dor lombar e, 61
movimentos da, 33
direção dos, 31, 33, 47
lombar, *19,* 173
composição da, 18-19
curvatura da, ângulo lombossacro e, *58*
lombossacra região, raiz nervosa relacionada com
a, 96-97
manipulação da, 132-134
normal, 38-40, 41-43
núcleo do disco e, 27-28, *28*
processo transverso e, 41
balanceio durante a, 138
reextensão da, balanceio durante a, 138
reta *vs* curva, no exame da dor, 95
balanceio da, durante a inclinação, 138
dor na, ao se inclinar, 70-72
processos transversos da, 22
sustentação de peso e, unidade funcional e, 20
torácica, 173
sacro e, *36*
balanceio e, 48
sacroilíaca, articulação, 19

COMPREENDA SUA DOR NAS COSTAS / **179**

superior e posterior, 31
vista de trás, *20*
vista lateral, 19
Compressão dos nervos, dor lombar e, 61
do disco, *27*
Computadorizada, tomografia axial, TAC, 101, 176
Condicionamento físico correto, colete e, 130-131
Condução, tempo de, na eletromiografia, 104
Conjuntivo, tecido, 25, 27
órgãos sustentados pelo, 25, 27
Conjunto de exercícios, 118-119
Cortisona, 174
Crônica, dor lombar, 105, 141. *Ver também* Dor lombar
Curvatura
da coluna vertebral
controle da, 33-38
normal, 33

D

Degenerativa, artrite, 152-155, *153, 154*
das articulações das facetas, *155*
Deficiência funcional, 174
Depressão,
dor e, 160, 161
dor lombar e, 63, *63*
medicamentos para a, 166
Dermátomo (s), *79*, 174
Descondicionamento individual, dor lombar e, 66
Desenhos da imagem no diagnóstico da dor, 159, *160*
Desidratação, 174
Diagonal, princípio, do movimento correto, *139*
Disco
abaulamento do, 174
devido à ruptura do anel, 64
ação de bola de praia, 25, *28*
centro do, 27
cirurgia da, 144, *144*
componentes do, 24
compressão do, *27*
definição de, 24-25, 27-28
degenerado, 174
artrite degenerativa e, 153-154, *155*
deslizado, 174
dissolução do, injeção de quimiopapaína e, 146-148, *147*
encurtamento da fibra e, 66
dor e, 170-171
flexibilidade limitada com, *86*
dor no, 49

excluído, 174
fibras anulares do, *26*
fibras, ruptura das, 63
fragmentado, 174
herniado, 174
inclinação da coluna vertebral e, 25-28
perda do, fusão da coluna vertebral e, 146-147
prolapso do, 174
intervertebral, 20, 24, 174
lesão do, dor e, 169-170
núcleo do, *28*
pressão devida ao, 29, *30*
ruptura do, 77-87, *78*
tratamento do, cirurgia para, insuficiência , 147-148
vertebral, 174
vista de *cima*, 25
vista lateral, *25*
Discograma, 174
Disquectomia, 174
Disquite, 174
Distensão, espasmo muscular e, 64
lombossacra aguda, 70
Distração, como causa de lesão dorsal, 141
Dor
abalo emocional e, 157
aguda *vs* crônica, 163-164
alívio da, 107-108
calor no, 108-109
gelo no, 108-109, *109*
manipulação e, 133-134
pela curvatura da região lombar, 125, *125, 126*
tempo necessário para o, 108
anel e, 49
biofeedback na, 165
começo da, importância da, 89-90
crônica, 163-167
acupuntura na, 166, *167*
descrição da, 90
devido à má inclinação, 65, 71-72
devido ao mau levantamento, 65, 71-72
devido à má postura, 57-64
devido ao arqueamento excessivo, 123-124, *124*
devido ao estreitamento dos forames, 150
encurtamento da fibra e, 66
enquanto volta à posição ereta, 67-70
espasmo como causa de, 75-76
espondilólise e, 149
exame da, 89-97
teste do ajoelhamento no, 94-95
exame da, 89-97

180 / Rene Cailliet

ganhos secundários na, 164
imaginação na, 165
inflamação como causa de, 95-96
início da, importância, 89-90
    alívio da, pela cirurgia, 143
    anel e, 49
    artrite degenerativa como causa de, 155
    aspectos psicológicos da, 157-161
    ganhos secundários e, 158
    ganhos terciários e, 159
    atividades não usuais e, 73-76
ligamento longitudinal e, 50
local da, 91
    importância do, 89
    unidade funcional e, 169
localização da, mapa sensorial e, *160*
manipulação e, 132-134
mecânica, 17-18
mecanismo da, 79
    na distensão, 71
    na distorção, 71
medicamentos na, 166
membro inferior, raízes do nervo ciático e, 50-51
músculos lombares e, papel dos, 55
músculos da região lombar e, papel dos, 55
na coluna lombar, 17-18
na região lombar, 63-64
    artrite como causa de, 151-152
    câncer como causa de, 151
não usuais, 107
no disco, 49
    no indivíduo descondicionado, 65-66
    ocorrência de, tempo de, 91
    psicogênica, diagnóstico da, 159
    psicossomática, 78-80
    radicular, 78
no membro inferior, disco roto e, 77-87
psicoterapia na, 167
raiz, 78, *79, 80,* 80
    raízes do nervo ciático e, 50-51
recorrente, 105
    sintomas de, orgânico *vs.* imaginário, diagnóstico, dos, 159
    sensibilidade e, 95-96
    tecido, locais do, na unidade funcional, 49-50
    tecidos que provocam, na unidade funcional, *50*
    tipos de, 57
relaxação progressiva e, 165-166
TENS na, 164-165
teste de joelhos da, 95-96
tratamento da, 106-141, 164

essencial para o, *107*
tratamentos da, 91
Dormir, hábitos de, errados, dor lombar e, 58-61
Dura, das raízes nervosas, 53, *54,* 174
Dural, saco, como lugar da dor, 51

E
Eletromiografia (EMG), 15, 102-104
    na irritação do nervo, *103*
    tempo de condução no, 104
Estiramento do disco, 173
Emoção(ões),
    dor e, 157-158
        dor lombar crônica e, 167
Encompridamento dos músculos lombares, inclinação e, *42*
Encurtamento
    com dor no membro inferior, 63-64
    das fibras, dor lombar e, 66
    dos músculos da região lombar, inclinação e, *42*
    dor no membro inferior, com ruptura do disco e, 77-87
    enquanto volta à posição ereta, 67-70
    espasmo muscular como causa de, 64
    espirrar e, 73, *74*
    manipulação e, 132-134
        pela má postura, 57-64
        postura lordótica e, 66
    postural, observação da, 61-62
        raízes nervosas ciáticas e, 50-51
    recorrente, 105
        essenciais para, *107*
        tipos de, 57
        tratamento de, 105-141
    sem dor no membro inferior, 63-64
    tornozelos altos e, 61-63
        aspectos psicológicos da, 157-161
        atividades não usuais e, 73-76
        causas especiais de, 106-141
        compressão do nervo e, 61-62
        ganhos secundários e, 158
        ganhos terciários e, 159
        locais do, 49
        mecânica, 17-18
Endireitamento
    da posição inclinada, 48
    dor lombar e, 67-70
Endorfinas, 174
Entorse
    espasmo muscular e, 64, 70
    lombo-sacro agudo, 70
Ereta, postura, reextensão até a, correta, 137, 138, *139*

COMPREENDA SUA DOR NAS COSTAS / 181

balanceio durante, 138
dor lombar depois da, 67-70
volta à
   depois de levantar, 46-48
Eretor da espinha, músculo, 23, *40*, 55-56
dor e, 55-56
Equilíbrio da coluna vertebral, 36, 37-38
Escola da Postura, 136, 137
Escoliose,
aguda, 70, 71
   pressão da raiz nervosa e, 87
ciática, 86
estrutural, 37-38
funcional, 35, 71
Esfregão apropriado, princípio da diagonal da, 139
Espasmo
como causa de dor, 75-76
lombar, com ciática, 85
manipulação e, 130-131
   músculo como causa de dor dorsal, 64
protetor, 75
inflamação e, 75-76
Espinhal, canal, 173
extensão do, medida do, 101
raízes nervosas e, 51
Espinhal, medula, 175
canal neural e, 30
inclinação e, controle da, 43-44
nervos da, 22
raízes nervosas e, *52*
Espinhal, fluido, raiz nervosa e, *54*
Espinhal, fusão, *144-147*
benefícios da, 146-147
técnica para, 146
Espirro, estresse dorsal e, 73
Espondilite
anquilosante, 151-152
de Marie Strumpell, 151-152
Espondilolistese, 149-151, *150*
Espondilólise, 149, *150*
Esporão (s)
artrítico, *154*
formação do, tratamento do, 155
Estenose, 174
Esteróide(s), 108
Estiramento
dorsal, 111-113
por tração, 127-130
Estiramento, teste do, para o nervo femoral, 87, *88*
Estiramento lombar
posição supina para, 111-112
resumo do, 113

Estômago, doenças do, dor lombar e, 17
Estresse, mecânico, *vs.* ruptura do anel, 64
Exame
do paciente, 89-97
específico para a dor, 93-97
neurológico, 95-97
Excisado, disco, 174
Exercício (s)
abdominal, 118
   contra-indicado, 121, *123*
   isométrico, 119
   reverso, 119, *120*
caminhar como, 135, *135*
causar o início de, 118-119
conjuntos de, 118-119
corrida como, 135, *135*
corrida *vs. jogging*, 135, *135*
de pé, 116, *118*
dor lombar recorrente e, prevenção da, 136
elevação do membro inferior reto, razões para
   não fazê-lo, 121
estiramento da região lombar, 113
estiramento rotativo, 113-115, *114, 115*
extensão, 123-124
   como tratamento da dor lombar, 125
extensores, músculos e, 125, 126
ficar de pé, membros inferiores retos e, razões
flexão lateral, 126-129, *127, 128, 129*
flexibilidade e, 111-112, *114*
   melhora da, 111-112, *114*
fortalecimento dos músculos do, fazendo uso de,
   136-137
inclinação lateral, *128, 129*
inclinação pélvica, 116, *117*
isométrico, definição do, 119
isotônico, definição do, 119
isotônico, 119
   posição dos braços durante o, 119
jogging (exercício físico que consiste em correr a
   passo moderado), 135, *135*
ligamentos laterais e, flexibilidade e, *131*
marcha como, 135, *131*
músculos abdominais fortes e, necessidade de, 116-
   118
músculos extensores e, 125, *127*
objetivos da, 116
outras formas de tratamento e, 131
para não fazê-lo, 121, *122, 123*
posição supina para, 112
resumo de, 113
para a flexão da região lombar, *126*
para a região lombar, 111

182 / RENE CAILLIET

para o arqueamento da região lombar, 125
para o relaxamento da região lombar, *125*
para os lombares, 111
para os músculos abdominais oblíquos, 120, *122*
para os músculos lombares laterais, 126
propósito de, 112
razão para, 110-111
recorrente, dor lombar, prevenção da, 136
regulagem de tempo de, 110-111
resumo de, 120-121
rotatório, alongamento, 113-115, *114, 115*
sentar com os membros inferiores estendidos,
motivos para não fazê-lo, 121, *122, 123*
tipos de, 110-112
uso de
vs tração, 127-130
Extensão, da coluna lombar, *32*
Extensão, exercícios de, 123-124
Extensor, músculo longo do hálux, 81
Extensor dos músculos
do dorso, *40*
movimento espinhal e, 125, *127*
Extrusado, disco, 174

F

Facetas, articulações das, 174
artrite degenerativa das, *155*
composição das, 55-56
da unidade funcional, 31
movimento e, 32
descrição das, 31
espinhal, 22, 55-56
função das, 31
inferior, 23
na coluna espinhal, 31
superior, 23
Facetectomia, 174
Femoral, radiculite do nervo, 87-89
Femoral, nervo, teste do estiramento, 87-89, *88*
Ficar de pé, proplongadamente, lordose excessiva e
dor lombar da,
Fibra (s)
anular, 24-25, 27-28
balanceio do, *26*
do disco, *27*
ruptura do, 63
encurtamento da, dor lombar e, 66
inclinação da, *26*
Fibrosa, contratura, 66
Figura, desenhos de, no diagnóstico da dor, 159, *160*
Físico, condicionamento
movimento da coluna espinhal e, 43

para inclinação, 48
para levantamento, 48
Fisioterapeuta, 16
Flexão da coluna lombar, *32*
Flexão da região lombar, exercícios para, *126*
Flexibilidade
da coluna vertebral, manipulação e, 134
da região lombar, estado mental e, 66
exercício para, 112, *114*
no exame da dor, 93-95
Forames, 174
estreitamento dos,
dor e, 150
formação dos, 52-53
intervertebral, 23, 55
tratamento do, 144-146
unidade funcional e, 52-54, 55
Foraminotomia, 144
Fragmentado, disco, 174
Funcional, anatomia, dor lombar e, 16
Funcional, deficiência, 174
Funcional, escoliose, 37-38
Funcional, unidade, 20, 176
arqueamento da, dor lombar e, 61-62
articulações facetárias e, *31,* 55-56
definição de, 20-23, 24
cirurgia e, 144-146
da coluna vertebral, 18, 20
dor e, localização da, 169
dor dentro dos tecidos , locais de, 49-50, *50*
flexão da, movimento das costas e, *42*
forame da, raízes nervosas e, 50-51
inclinação da coluna vertebral e, 38-40,*43*
instável,
perda do disco e, 146
fusão da coluna vertebral e, 146-147
janela da, 53-54, *55. Ver também* Forame
ligamentos longitudinais e, *29*, 29-31
movimento da, direção do, facetas e, *32*
músculo da, manipulação e, 137-133
sustentação de peso e, 20
tecido sensível na, *21*
vista de cima, *51*
vista lateral , *50*
vista lateral da, *24*
vista de cima da, *23*
Fusão. *Ver* Fusão da coluna vertebral.

G

Gelo, aplicação de, nas costas, 108-109, *109*
Gestação, lordose excessiva na, 57, *59*
Glúteo máximo, músculo, *40*

Gravidade,
  efeito da, na dor nas costas, 106
  músculos abdominais e, 117-119
Gravidade, tração da, 130, *131*
  princípios da, *131*
  tipos de equipamento para, *131*

H

Hábito, movimento correto pelo, 141
Hábitos, maus, ao dormir, dor .
  lombar e, 58-61, *60*
Hérnia, 174
Hérnia de disco, 174
Hipocondria, dor e, 160, 161
Histeria, dor e, 160, 161
História do paciente, 89

I

Ilíaco, osso, 175
Íleo, 19
  articulações dos quadrís e, 33-34
Imagens mentais, terapia no tratamento da
  dor lombar, 165
Imobilização, 175
Inclinação, 48
  balanceio aceitável durante a, 48
Inclinação dorsal
  como causa de dor, razão para, 93
  dor aliviada por, 125
  dor lombar e, 57
  excessiva, de calcanhares elevados, 57, *59*
  na gestação, 57, *59*
Infecção, *vs* inflamação, 74
Inflamação
  como causa da dor, 95-96
  definição da, 74-75
  espasmo protetor e, 75-76
  tecido, 170
  tratamento da, objetivo do, 75-76
  vs. infecção, 74
Intervertebral, disco, 20, 24, 174
Intervertebral, forame, 23. *Ver também* Forame
  intervertebral
Inversos, exercícios abdominais isométricos, 119
Isométricos, exercícios
  abdominal reverso, 119-120, *120*
  definição de, 119
Isotônico, exercício, definição de, 119
Isótopo, 102
Isquiotibiais, 41
  flexibilidade dos, 66

J

Jogging vs corrida, 135, *135*

L

Lâmina (S), 22, 175
Laminectomia, 144-145, *146*, 175
Laminotomia, 144, *146,* 175
Lasegue, teste de, 85, *85,* 176
  positivo, 85
Leito, repouso no
  na dor lombar aguda , 106
  posicionamento no, 106
Lesão
  causa mais comum de, 139
  causada por distrações, 141
  ganhos secundários e, 158
  levantamento incorreto e, *140*
  lombar
Levantar, com o membro inferior estendido, motivos
  para não fazê-lo, 121, *122,123*
Levantamento
  apropriado, *67,* 140, *140*
  com um membro superior, apropriado, *139*
  condicionamento para o, 47
  coordenação para o, 47
  distrações durante o, 45
  erro de cálculo, lesão do, *69*
  impróprio, *68,* 136
    distrações causando, *69*
    dor lombar do, 65, 71-72
  inclinação apropriada e, 44-46
  volta à posição ereta após, 46-48
    seqüência da, 46-47
Ligamento (s), 175
  espinhal, 22-23
  lateral, movimento da coluna vertebral e, *127*
  longitudinal anterior, *51*
  longitudinal, 29-30, *29*
    pressão do disco e, 29, *30*
    sensível, *50*
  longitudinal, 29, 175
    dor e, 50
  longitudinal posterior, *51*
  preguiçoso, uso de colete e, 131-132
  superior posterior, 33
    estiramento e, 41
    longitudinal, 55-56
Lise, *150*
  significado, 149
  tratamento da, 151
Listese, *150*

significado da, 149
tratamento da, *150*
Lombar
alongamento da, por tração, 127-130
alongamento rotatório da, 113-115, *114, 115*
arqueamento da
curva da região lombar
como causa de dor, 93
dor nas costas e, 57
dor e, 55-56
dor na
inclinação incorreta e, 65-72
levantamento incorreto e, 65-72
dor nas costas, 57
exercício para a dor na, *126*
exercícios e, *124*, 125
afundamento do colchão e, 63
extensão da
tratamento usando a, 125
flexão da, exercícios para, *126*
flexibilidade da, estado emocional da pessoa e, 66
função dos, 55-56
inclinação e, *42*
lordose, de longa duração, dor nas costas e, 66
músculos da, 23, *40,* 55
controle mental dos, *46*
relaxação da
exercício de, *125*
região lombar
exercícios para a, 112
região lombar
reextensão correta da, 137-138, *138*
suporte da, com colete, 130-132
Lombar coluna. *Ver também* Coluna lombar
estiramento rotatório da, 113-115, *114, 115*
exercícios para, 112
extensão da, tratamento usando, 125
vista de trás, *20*
vista de lado, *19*
Lombar, curva, 18. *Ver também* Lordose
Lombar, dor. *Ver também* dor nas costas
aguda
fatores predominantes na, resumo dos, 170
repouso no leito para, 106
tratamento da, 106
alívio da, tempo para, 108
artrite como causa de, 151-152
artrite degenerativa como causa de, 155
aspectos psicológicos da, 157-161
ganhos secundários e, 158
ganhos terciários e, 159

atividades não usuais e, 73-75-76
câncer como causa de, 151-152
causas de, sumário de, 169
causas especiais de, 149-155
colchão deformado e, *60*
com dor no membro inferior, 63-64
compressão do nervo e, 61-62
crônica, 141, 163-167
acupuntura na, 166, *167*
biofeedback na, 165
da má postura, 57-64
dor, evitar a, posições sentadas apropriadamente
e, 58
dor lombar com disco rompido e, 77-87
encurtamento da fibra e, 66
espasmo muscular como causa de, 64
dor no membro inferior com, ruptura de disco e,
77-87
efeito da gravidade na, 106
encurtamento da fibra e, 66
devido à má postura, 57-64
saltos altos e, 61-63
enquanto volta à posição ereta, 67-70
espasmo dorsal, com ciática, 85-86
espasmo muscular como causa de, 64
espirro e, 73, 74
excessivo arqueamento, 57
fatores predominantes na, resumo da, 170
ganhos secundários na, 164
imaginação na, 165
medicamentos para, 166
inclinação imprópria da fibra e, 65-72
locais de, 49
manipulação e, 132-134
mecânica, 17-18
locais de, 49
lombar
acupuntura na 166, *167*
agudo, 105
alívio de, tempo para, 108
artrite como causa de, 151-152
biofeedback no, 165
causas de, resumo das, 169
crônicas, 163-167
fatores predominantes no, resumo de, 170
medicamentos para, 166
pelas posições sentadas defeituosas, 58-61
lombar, dor
acupuntura na, 166, *167*
biofeedback da, 165
artrite como causa de, 151-152
causas de, resumo de, 169

crônica, 163-167
  ganhos secundários da, 164
  medicamentos para a, 166
lordose excessiva e, 58-61
manipulação e, 132-134
mecânica, 17-18
na pessoa tensa, 73-74
não usuais, atividades e, 73-76
  nervo, compressão do, e, 61-62
no indivíduo mal-condicionado, 65-66
no indivíduo descondicionado, 65-66
pelos hábitos defeituosos de dormir, 58-61
psicoterapia na, 167
posições de sentar erradas, 64
posições imperfeitas de sentar e, *61*
  postura lordótica e, 66
postura lordótica e, 66
postural, observação da, 61-62
  raízes nervosas ciáticas e, 50-51
  recorrente, 105
  tratamento da, 105-141
  tipos de, 57
psicológicos, aspectos da, 157-161
  ganhos secundários e, 158
  ganhos terciários e, 159
psicoterapia para, 167
  recorrente, 136
relaxação progressiva e, 165-166
  tratamento da, 164
  terapia por imagens na, 165
repouso no leito para, 106
saltos altos e, 61-63
sem dor no membro inferior, 63-64
terapia imaginária, 165
  tratamento para, 106
TENS na, 164-165
  tratamento da, 164
tipos de, 57
tratamento da, 105-141
  fundamentos , *107*
unidade funcional e, arqueamento da, 61-62
unidade funcional e, arqueamento do dorso, 61-62
  artrite degenerativa como causa de, 155
  psicoterapia na, 167
vértebra (s), raízes nervosas e, 50-51
Lombar, lesão
causa mais comum de, 139
causando perturbação, 141
de passos inesperados, 75
devida a um degrau inesperado, *75*
encurtamento da fibra e, 66
lombar

causas mais comuns de, 139
levantamento impróprio e, 139-140, *140*
lordose excessiva e, 58-61
provocada por distração, 141
tratamento da, 164
  artrite degenerativa como causa de 155
Lombar, punção, 176
Lombar, ritmo pélvico, 41
Lombares, músculos, elongação dos, 170-171
  relaxação dos, 170-171
Lombares, vértebras, raízes nervosas e, 50-51
Lombossacra, coluna, raízes nervosas
  relacionadas com a, 96-97
Lombossacro, ângulo, 34, *36*
  coluna lombar e, curvatura da, *58*
  músculos fortes e, 116-117
Lombossacro, colete, 132-133
Lombossacro, entorse agudo, 70
Lordose, 18, 175
  de pé, prolongadamente, dor dorsal e, 66
  de tornozelos elevados, 57, *59*
  em mulheres grávidas, 57, *59*
  excessiva
    de pé, prolongadamente e, *60*
    dor dorsal e, *57, 59,* 58-61
  lombar
    diminuída, exercício para, *117*
    recuperando, 137
    prematura, *140*
  normal *vs* excessiva, dor dorsal e, 58

M

Malignidade, dor lombar e, 17
Manipulação
  alívio da dor e, 133-134
  contra-indicações da, 132-133
  destravando as articulações com a, 134
  flexibilidade da coluna vertebral e, 134-136
  para a dor lombar, 132-136
  repetida, outra forma de
  rotatória, *133*
  tratamento e, 134
  técnicas de, 132-133
  unidade funcional e, 132-133
  volta do espasmo depois da, 134
Má postura. *Ver* Postura, má.
Marcha
  benefícios da, 135, *135*
  como exercício, *135*
Marie-Strumpell, espondilite reumatóide, 151-152
Massagem, na dor lombar, 111-112
Mecânico, estresse, *vs* ruptura do anel, 64

186 / RENE CAILLIET

Medicamento (s)
  para depressão,
  para dor lombar crônica,
Medula, conteúdo da , 20-22
Medula espinhal, 175
Membro inferior
  curto, equilíbrio pélvico e, 37-38
  dor lombar e, 63-64
    ruptura de disco e, 77-87
  dor no, forame estreitado e, 150
  nervos para o, 87
  raízes do nervo ciático e, 50-51
  raízes nervosas do, *79, 80,* 80-81
Mental, controle,
  da inclinação, 43-47
  dos músculos do dorso, *46*
  estado, dor lombar e, 66
Metrizamida, 175
  para o mielograma, 100-101
Militar, postura, dor dorsal da, 57, *59*
Minnesota, Inventário da personalidade
  escalas de validade no, 161
  multifásica (PMMI), 159-161, *161*
Modalidade
  definição de, 164
  tratamento, 164
Movimento
  apropriado, como hábito, 140-141
  limitação da dor e, localização da, 170-171
Mucopolissacarídeo, 175
Muscular, espasmo, como causa da dor nas costas,
  64
  com distensão, 70
  distensão e, 64
  entorse e, 64
  mecanismo da dor no, 71
Músculo
  abdominal
    forte, necessário, no exercícios, 116-118
    gravidade e, 117-118
    oblíquo, exercícios para, 120, *122*
  contração, registro da, 102
  eretor da espinha, 23
    dor e, 55-56
  estiramento do, manipulação e, 133
  extensor, movimento da coluna vertebral e, *127*
  extensor longo do hálux, 81
  gêmeos, flexibilidade dos, 66
  glúteo máximo, *40*
  inclinação da coluna vertebral e, controle da, 38-·
    40, *39, 40*
  lombar, 22-23

alongamento do, 170-171
controle mental do, *46*
dor e, 55-56
função do, 55-56
inclinação e, *42*
relaxação do, 170-171
tecidos sensores do, 38-39, *39*
preguiçoso, uso de colete e, *130*
quadrado lombar, *40*
reforço, fazendo uso de, 136-137
tônus, colete e, 130-131
Músculo-tendão, unidade, 82-85
Mielograma, 100-101, *101*, 175
  lombar, *101*
Miótomo, 175

N

Não-esteróides, medicamentos, 108
Nervo
  ciático, 51, *80,* 175
    dor no, 78, *79, 80*
    estiramento do, 84
  compressão do, dor lombar e, 61-62
  dor e, 85
  lesão do, sensação, 54
  femoral
    radiculite no, 87
  irritação do, sensação, 54
  lubrificação do, pela dura, 53-54
    mapa da pele do, *79,* 80
  periférico, 175
  pressão do, 82
  primeiro sacro, *81,* 96-97
  proteção do, pela dura, 53-54
    quarto lombar, 96-97
  quinto lombar, 80, *81, 82,* 96-97
  raízes do, 80-81, *81, 82*
  terceiro lombar, 96-97
  tendão e, 85
  teste do estiramento do, 87, *88*
  Tipo I, 134
  Tipo II, 134
  Tipo III, 134
Nervosa raiz(es), 79, *80,* 176
  cauda eqüina e, *53*
  ciática
    definição de, 51-53
    distribuição de, 86
      nos membros inferiores, *79, 80*
    dor com, *86*
    dor lombar e, 50-51
    dor no membro inferior e, 50-51

COMPREENDA SUA DOR NAS COSTAS / **187**

dura, *54*
entrada para a medula espinhal e, 54
envolvimento da
  determinação da
  importância do, 96-97
  na dor, 96-97
forame e, *55*
função da, 51-54
  função motora da, 80-81
  função sensorial da, 81
irritação da, 81
locais da, 49
medula espinhal e, *52*
  raiz do nervo ciático e, 50-51
  relacionada com a coluna lombossacra, 96-97
  sensação dorsal e, 50-51
Nervosa, irritação da raiz e,
insensibilidade, 81
Neurocirurgião, 175
  para a cirurgia nas costas, 143-144
Neural, canal, 30
Neurológico, exame para a dor, 97
Neurologista, 175
Nuclear medicina, uso da, no diagnóstico, 102
Núcleo
  ação da bola de praia do, 25, *28*
  inclinação da coluna vertebral e, 27-28
  disco, 24, *28, 175*
  dor e, 49
Núcleo pulposo, 27, 175
Nucleotomia, 149
  injeção de quimiopapaína e, 146-148

O

Oblíquos, músculos abdominais, *40*
Observação da dor pelo médico, 91-93
Ortopédico, cirurgião, para a cirurgia
  das costas, 143-146
Ortopedista, 175
Ossos das costas, Ver Coluna vertebral
Osteoartrite, 152-155, *153, 154*
Osteoartrose, 152-155, *153, 154*
  idade e, 152
Osteoporose, 99-100
  na espondilite anquilosante, 151-152
Osteófitos, 99
  formação de, *153*

P

Pâncreas, doenças do,dor lombar e, 17
Pantopaque, 175
  para mielograma, 99-101

Papase, 175
Papaia, fruta, para dissolver discos, 146-148, *147*
Parado de pé, por muito tempo, lordose
  excessiva e dor lombar de, *60*
Parado de pé, exercício de inclinação
  pélvica, 116, *118*
Parestesia, 175
Pedículo(s), 22
  no canal neural, 30
Pélvica, tração, *129*
  tipo hospitalar, *130*
Pélvico, exercício de inclinação, 116, *117*
  de pé, 116, *118*
Pelve
  balanceio da coluna vertebral e, 34, 37
  músculos abdominais e, 116-117
  ossos da pelve, 19
  postura e, 34
  rotação da, 41, 44, 136-137
  reextensão e, 137-138
Periférico, nervo, 175
Perna reta, exercício de levantamento da,
  razões para não fazê-lo, 121, *122*
Pessoa tensa, dor nas costas na, 73-74
Posição(ões)
  de pé, a partir da posição deitada, 110
  deitada, levantando da, 110
  pronada, 175
  sentada, a partir da posição deitada, 110
  supina, 176
Posicionamento
  apropriado, durante o repouso no leito, 106
  para exercícios de flexibilidade, 111-112, *114*
Posterior superior, ligamento longitudinal. *Ver*
  ligamento(s) longitudinal postero-superior
Postura, *34-35,* 35-36, 176
  apropriada, 36-37, 137-138, *138*
  colete e, 130-131
  de pé, exercício de inclinação
  importância da, 36
  como causa de dor, 93
  como parte do exame, 93
  dor e, 37-38
  dor lombar, 57-64
  dor dorsal devido à, 67-70
  torção durante a, 138
  ereta
  reextensão para a, 94
  má
  dor nas costas e,
  no paciente deprimido, 63, *63*
  militar, dor dorsal na, 57, *59*

pélvica e, *118*
seqüência para, 46-47
volta à
    depois de levantar, 46-48
Postura, Escola da, 136-137
    inclinação correta e, 138
    movimento correto e, 141
Pressão na raiz nervosa, escoliose aguda e, 87
Princípio diagonal, do movimento correto, *139*
Progressivo, relaxamento, no tratamento da
    dor lombar, 165-166
Prolapso do disco, 174
Pronada, posição, 175
Protetor, espasmo, 75
    inflamação e, 75-76
Psicológicos, aspectos, da dor lombar, 157-161
Psicopatologia, presença da,
    determinação da, 160
Psicossomática, dor, 174
Psicoterapia, na dor lombar crônica, 167
Puxão
    joelho do, 85
        diminuído, 86
    músculo do, *84*
    tendão profundo do, 83-85
        tornozelo do, 85

Q
Quadrado lombar, músculo, *40*
Quimiopapaína, *147*
Quinto nervo lombar, *82*

R
Radículas, 80, 176
Radiculite, 80, 176
    nervo femoral, 87
Raio X
    como meio diagnóstico na dor lombar, 16
    da coluna lombar, 99
    especial, 100-102
Raiz(es) nervosas, *Ver* Nervo, raiz (es)
Recorrente, dor lombar, 136
Reextensão da coluna vertebral,
    balanceio durante a, 138
    correta do dorso, 137-138, *138*
Reflexo (s)
    joelho, 176
        diminuído, 86
    puxão do joelho, 85
    puxão do tornozelo, 85
    tendão, *84*
    tornozelo, 176

unidades músculo-tendão e, 83-85
Reflexo ao martelo, *84*
Relaxação progressiva, no tratamento da
    dor lombar, 165-166
Reumatóide, artrite, como causa de dor
    lombar, 151-152
Rim (rins), doenças do, dor lombar e, 17
Ritmo lombo-pélvico, 41
Roto, disco, 75-76, *78*, 174
    cirurgia do, 144, *144*
    dor e, 170-171
    flexibilidade limitada do, *86*
Rotatória, manipulação, *133*
Rotatório, exercícios de estiramento, 115, *114, 115*
Ruptura das fibras do disco, 63

S
Sacroilíaca, articulação, 19, 173
Sacro, 19, 176
    ângulo do coluna lombar e,
    curvatura da, 58
    equilíbrio da coluna vertebral e, 36
    rotação do, 41
Salicilatos para a artrite, 155. *Ver também* Aspirina.
Secundário, ganho, da dor lombar, 158, 164
Sensível, tecido. *Ver* Tecido(s) sensíveis.
Sensibilidade no exame da dor, 95
Sensorial, mapa da pele, *79*
Sensorial, mapa, para a localização da dor, *160*
Sentada(s), posições
    da posição deitada, 110-111
    erradas
        dor lombar e, *59*
        dor nas costas devido à , 58
    correta, para evitar dor lombar, 58
Síndrome, 176
Sinovial, articulação, 55-56, 134. *Ver* também articu-
    lações das facetas.
Supina, posição, 176

T
Tecido(s)
    dor, locais de, na unidade funcional, 49-50
    inflamação dos, 170
    ocioso, uso de colete e, 131-132
    sensível, nas articulações facetárias, 55-56
    visto do alto, na unidade funcional, *51*
    unidade funcional, dor e, *50*
Tendão, batida leve no, *84*
Tendão, puxão profundo do, 82-85
Tendão, reflexo do, 85, *84*
Tempo necessário para o alívio da dor, 108

COMPREENDA SUA DOR NAS COSTAS / **189**

TENS, estímulo elétrico transcutâneo do nervo, 164
Tensa, pessoa, dor lombar na, 73-74
Terciário, ganho, da dor lombar, 158
Termografia, 102
Teste(s)
  ajoelhar, no exame da dor, 95, *95*
  corante, 101, *101*
  da corda de arco, 174
  de Bragard, 176
  de Lasegue, *84*, 85, 176
    positivo, 85
  especial, 99-104
  estiramento do nervo femoral, 87, *88*
  levantar a perna reta, 85, *85,* 176
    positivo, *85*
  psicológico, 159-161, *161*
  tempo de condução, saúde do nervo e, 104
Tipos de dor lombar, 57
Torácica, coluna. *Ver também* Coluna torácica.
Torção, 48
  aceitável, enquanto inclinado, 48
  dor devida à, enquanto se inclina, 70-71-72
  durante a re-extensão da coluna vertebral, 138
  enquanto se inclina, 71
  excessiva, 48
  ruptura de fibras e, 63-64
Tração
  da raiz nervosa, 82-83
  gravidade, 130, *131*

  princípios de, *131*
  métodos de, 127-130
  pélvica, *126*
    tipo hospital, *130*
  tipos de equipamento para, *131*
  uso da, razões para, 127-130
Transcutânea, estimulação elétrica, do nervo
  (TENS), 164
Transversos, processos
  da coluna vertebral, 22
  inclinação da coluna espinhal e, 41
Tratamento, modaliddade, 164
Tratamento da dor lombar, 91-92, 105-141
Trauma, 181
Tumor, 176

V

Vértebra(s), 176
  extremidades das, cartilagens nas, 22
  lombares, raízes nervosas e, 50-51
  unidade funcional e, 20, *21* ·
  vistas do alto, 22, 23
Vertebrais, corpos, 22
  composição dos, 20
Vertebrais, segmentos, inclinação da coluna e, *41*
Vertebral, coluna, 18, *18,* 33
  inteira, *35*
  estresse da, dor lombar e, 73
Vertebral, disco, 174

Impressão e acabamento:
E-mail: edelbragr@edelbra.com.br
Fone/Fax: (54) 321-1744